심혈관 전쟁

심혈관 전쟁

HOW TO BOOST
YOUR HEART HEALTH

심장과 혈관이 건강해야 두 배 오래 산다

김홍배 지음

보누스

머리말

　2020년 기준 우리나라의 기대 수명은 83.5년으로 OECD 국가들 중 일본에 이어 2위를 차지했다. 그리고 40년이 지나면 기대 수명은 90세를 넘어서 금메달을 딸 것으로 기대되고 있다. 하지만 오래 산다고 능사가 아니다. 누구나 늘어난 삶의 길이만큼 이 땅에서 건강하고 행복한 나날을 누릴 것을 기대하기 때문이다. 안타깝게도 우리나라의 건강 수명(질병에 시달리는 시간을 제외한 수명. 생명 연장의 질을 나타내는 지표)은 66.3년에 불과하다. 17년이 넘는 세월 동안 질병에 시달리다 삶을 마친다는 뜻이다.

　일본의 건강 수명은 74세로, 기대 수명과의 차이는 10년이다. 우리나라보다 7년이나 짧다. 우리나라와 큰 차이를 나타내는 주요 이유는 꾸준한 건강 관리가 국가·개인 수준 모두에서 정착되어 있는 것을 꼽을 수 있다. 기대 수명과 건강 수명과의 간극을 좁히기 위해서 첫 번째로 잡아야 할 것이 바로 심혈관 질환이다.

　전 세계적으로 사망 원인의 1위를 차지하는 것이 심혈관 질환이다. 세계보건기구가 2021년 발표한 자료에 의하면 2019년 한 해 1천800만 명이 심혈관 질환으로 인해 눈을 감았는데, 이는 전체 사망자 3명 중 1명에 해당한다. 사실, 1990년대 중반부터 선진국에서의 심혈관 사망자 수는 줄어들고 있다. 하지만 나머지 국가들에서는 늘어나고 있어서 전체적인 심혈관 환자/사망자 수는 증가하고 있다. 이로 인해 신체 기능을 상실하는 사람 또한 늘어나고 있다는 점이 큰 문제로 지적된다.[1]

심혈관 질환이 무서운 것은 증상이 나타났을 때 결코 가볍게 지나가지 않는다는 점이다. 또한 미리 경고를 하지 않고 바로 거대한 위협으로 다가와 건강을 망치는 전쟁의 한가운데로 몰아넣기 일쑤다. 감기는 목이 아프고 몸살, 콧물, 기침이 나면 걸렸다는 것을 바로 알아챌 수 있다. 피부 질환도 눈에 바로 띈다. 이러한 병들은 대부분 가볍게 지나가기 마련이다. 하지만 심혈관 질환이 수면 위로 증상이 올라와서 알아챘을 때는 이미 혈관이 좁아지거나 막힌 후다. 전신에 분포하는 것이 혈관인데, 심혈관 질환은 우리 몸에서 가장 중요한 두 장기에 나타난다는 것이 문제다. 바로 심장과 뇌다. 이 장기들이 마비되면 바로 생명과 직결된다. 생명을 구했다 하더라도 몸을 움직이지 못한다든지 말을 못하게 되는 등 후유증이 큰 경우도 많다. 고혈압을 '침묵의 살인자'라고 부르는 이유다. 콜레스테롤도 마찬가지다. 증상이 없다가 쌓였을 때 감당할 수 없는 위협으로, 큰 전쟁으로 나타나기 십상이다. 한 번 전쟁이 일어나면 다음에도 휘말릴 위험은 배가된다.

인류 역사를 살펴보면 전쟁 준비를 잘한 자들이 승리하였다. 한니발의 칸나이 전투, 을지문덕의 살수대첩, 이순신의 한산대첩 등 역사적 사례는 무수히 많다. 심혈관 전쟁도 예외가 될 수 없다. 물론 태생적 한계나 운으로 인해 승패가 좌우될 수 있지만 대부분은 아니다. 전쟁은 사소하게 뚫린 부분에서 결판이 날 수 있다. 준비할 수 있는 부분은 모두 갖추어야 무릎을 꿇지 않을 확률이 높아진다.

당뇨나 고혈압, 고콜레스테롤혈증으로 인해 병원에 오는 환자들이 자주 하는 말이 있다.

"나는 운동을 열심히 하니까 술 많이 먹는 것은 괜찮지요?" "담배를 피워도 음식을 골고루 먹으니 걱정 없을 겁니다."

당뇨약, 혈압약만 잘 먹으면 염려 없겠다고 생각한다. 하지만 심혈관 전쟁을 위한 준비는 그리 간단하지 않다. 한두 가지 위험 요인을 없앤다고 해서 병이 찾아올 위험이 많이 줄어들지 않는다. 할 수 있는 것을 대부분 다할 때 비로소 심혈관 전쟁의 승리를 위한 방어막이 제대로 형성된다.

중년 나이의 미국 보건의료인 12만 3천여 명을 대상으로 건강한 생활습관 5가지(금연, 절주, 적정 체중 유지, 운동, 건강한 음식 섭취)가 심혈관 질환으로 인한 사망 위험에 얼마나 영향을 미쳤는지 30년간 살펴본 하버드대학의 연구는 새겨볼 이유가 충분하다. 5가지 습관을 모두 갖춘 사람들은 하나도 갖추지 못한 사람들보다 심혈관 질환 사망 위험이 82% 감소하였다. 심혈관 질환 사망자 4명 중 3명은 건강한 습관이 하나도 없는 것과 연관이 있었다. 그리고 건강한 습관이 하나도 없는 사람의 50세 시점에서의 기대 여명은 여성

그림 1 건강한 습관 개수에 따른 50세 때의 기대 여명[2]

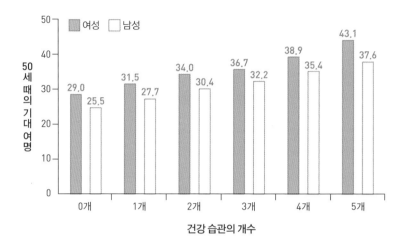

이 29년, 남성이 26년이었는 데 반해, 건강한 습관 5개를 모두 가진 사람의 기대 여명은 여성이 43년, 남성이 38년으로, 건강하지 못한 습관을 가진 경우보다 여성은 14년, 남성은 12년이나 더 오래 산 것으로 나타났다.

그림1을 보면, 건강한 습관이 하나씩 늘어날 때마다 기대 수명이 비례적으로 늘어남을 알 수 있다. 건강한 습관의 종류는 어떤 것이라도 상관이 없었다. 건강한 습관을 하나씩 더 가질 때마다 남성, 여성 모두 2.5년씩 더 오래 살 수 있었다.

미국심장학회지에 최근 발표된 연구는 중년 못지않게 젊은 시절부터 다다익선의 자세로 심혈관 전쟁을 준비해야 함을 확인시켜주었다. 노스웨스턴대학교 연구팀은 18~30세 5천여 명의 자료를 32년 동안 추적 관찰하였다. 심혈관 관리 지표로는 식이 습관, 운동, 흡연, 비만도, 혈압, 콜레스테롤, 혈당 수치, 7가지를 이용하였다. 심혈관 건강에서 높은 점수를 받은 사람들의 비율은 29%로 3분의 1이 채 안 되었다. 심혈관 건강 점수가 높아 전쟁 준비를 제대로 갖춘 사람들에서 심혈관 질환 발생은 14%, 그리고 사망 위험은 7%밖에 되지 않았다! 더욱이 나이, 성별, 인종, 교육 수준을 막론하고 똑같은 결과를 보였다. 심혈관 건강 점수가 1점씩 오를 때마다 심혈관 질환 발생 및 사망이 30%씩 줄어든다는 점도 같이 기억해 두면 좋겠다.[3]

심혈관 질환에 대한 수칙을 이야기할 때 체중 유지, 식단 조절, 운동, 절주, 금연 정도만 항목에 등장한다. 심혈관 전쟁에서 승리하기 위해 해야 할 일은 생각 외로 더 많다. 이제까지 언급한 연구는 앞으로 나올 내용인 수면·일주기 리듬 지키기, 스트레스 조절, 햇볕 등이 포함이 안 되었다. 만약 이들 대부분을 갖출 수 있다면? 심혈관 전쟁의 승리 확률을 앞서 이야기한 수치보다 더 높여줄 것임에 틀림없다.

심혈관 전쟁은 일찍부터 시작된다는 점 또한 간과하기 쉽다. 심혈관 질환은 70세 미만의 조기 사망 원인으로도 수위를 달리고 있다. 심혈관 질환을 조기 진단하여 치료하는 것도 중요하지만, 예방하는 일이 더 중요해질 수밖에 없다. 그리고 20대, 아니 10대부터의 습관·환경이 나이가 든 후의 심혈관 건강에 지대한 영향을 미친다는 것도 알아야 한다. 더 나아가서 자신의 심혈관 전쟁 준비가 내 아들딸의 심혈관 건강에까지 이어진다는 점도 깨달을 수 있을 것이다. 바로, 후성유전학의 손길 때문이다. 부모의 흡연·비만이 후대에 미치는 악영향을 예로 들 수 있다.

여러 임상 연구에서 어렸을 때 겪었던 영양 상태나 환경적 요인들이 성인이 되고 나서 심혈관 질환에 쉽게 걸리게 한다는 증거들이 나타나고 있다. 한 개체가 자라나는 시점에서의 환경이 얼마나 중요한 것인지를 알려주는 개념인 계발적 가소성(developmental plasticity) 또한 심혈관 전쟁의 승패를 결정짓는 요인 중 하나인 셈이다.[4]

20여 년 전에 비해 10여 년 전의 35~54세까지의 젊은 미국 성인에서 급성 심근경색 발생은 전체 환자의 27%에서 32%로 증가하였으며, 특히 여성에서 급증하였다.[5]

우리나라도 예외는 아니다. 2020년 20대 심장 질환 환자 수는 4년 전인 2016년에 비해 26% 증가했다. 이 점으로 보아 젊은이들의 심혈관 전쟁에 대한 대비가 소홀해지고 있다고 볼 수 있다. 심근경색만 따로 보더라도, 최근 5년(2016~2020년) 동안 50대는 24%, 60대는 42% 증가하는 등 장년층의 심혈관 건강에도 적색 신호가 켜져 있다.

10~20대의 젊은 나이에 고혈압, 비만, 담배, 술에 노출되면 이미 해당 나이에 동맥 경화 위험이 증가한다. 다음 그림과 같이 어린

그림 2 심혈관 건강의 미래 – 어릴 때부터의 올바른 습관과 환경의 형성

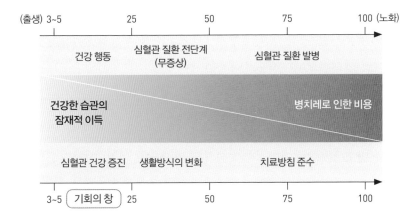

시절의 해로운 습관은 심혈관 질환의 첫 번째 단계로 빨리 넘어가게 만든다. 반대로 해석하면, 건강 증진 습관과 환경은 심혈관 질환을 예방할 수 있는, 저비용-고효율을 지닌 기회의 창이 되며, 소아기에서 25세까지 젊은 성인기에 이루어져야 그 방어막이 충분히 커지게 되는 것이다.[6]

본문에 서술하지는 않았지만, 심혈관 전쟁을 준비함에 있어 자신의 군대를 나약하게 만드는 강력한 요소를 짚고 넘어가야 한다. 바로 담배와 술이다. 담배는 가장 강력한 유전자 변형 행위다. 이에 영향을 받는 유전자의 개수는 현재 밝혀진 것만 1,400개가 넘는다. 온몸의 염증 조장과 비인두의 장내 미생물 부대에 미치는 악영향은 말할 필요도 없다. 미국에서만 한 해에 15만 명이 담배로 인한 심혈관 질환으로 목숨을 잃고 있다. 하루 한 개비의 담배, 그리고 전자 담배도 심혈관 전쟁의 패배에서 자유롭지 못하다. 술 또한 최근의 연구 결과들을 종합하면 절주가 아닌 금주로 목표를 정하는 것이 심혈관 전쟁의 승리 공식에 가깝다.

또 하나 언급하고 싶은 것은 피로감, 감기 등에 효과가 있을지언정 종합 비타민제, 비타민 D 보충제, 오메가3 지방산 등 기대를 잔뜩 안고 복용하는 영양제가 심혈관 전쟁을 준비할 무기로 충분하지 않다는 점이다.

심혈관 질환의 예방과 관리를 위한 방법들을 나열하기에 앞서, 심혈관 질환을 일으키는 주요 기전에는 어떤 것들이 있는지 먼저 살펴볼 필요가 있다. 이 기전들이 어떤 것이고, 어떻게 작용하는지 머리에, 그리고 가슴속에 새겨놓으면 심혈관 질환 예방책에 대해서 더욱 명확히 이해하고, 분명히 실천할 수 있기 때문이다. 일례로, 지금 내가 운동을 하고, 건강식을 먹고, 잘 자면 염증, 장내 미생물 등의 심혈관 전쟁 준비 기전이 잘 작동하고 있다고 스스로 느껴보는 것이다. 내 행동과 나를 둘러싼 환경이 어떤 과정을 통해 심혈관 건강을 튼튼히 하는지 머릿속에 그려보는 것은 분명히 전쟁 준비에 큰 도움이 될 것이다.

그다음에 우리가 할 수 있는 습관과 환경 조성이 주요 기전들과 어떻게 엮여서 심혈관 전쟁에서 승리할 수 있는지 하나하나 설명해 나갈 것이다.

이 책을 준비하면서 먼저 나 자신에게 적용하고자 하였다. 그리고 이제 우리 모두의 차례다. 우리 몸은 오늘도 심혈관 건강을 위해서 전쟁 준비를 하고 있다. 준비를 어떻게 하느냐에 따라 건강 백세의 승리 여부가 결정될 것이다.

김홍배

차례

1장　염증이 심혈관 질환을 촉발한다

~~~~~~

만성 염증과 급성 염증

심혈관 질환의 위험을 일으키는 원동력은 무엇일까? 바로 전반적으로 몸에 나타나는 만성 염증이다. 본래 염증은 면역세포의 활성화를 통해 세균, 바이러스, 독소로부터 오는 감염을 제거하여 병원체로부터 신체 조직을 회복하는 정상 과정이다. 그러니까 염증은 보이는 위험이 존재할 때 일시적으로 나타났다가 위험이 사라지면 다시 활동이 없어지는 작용이다.

하지만 생물학적 요인과 사회적·심리적 환경의 악화가 급성 염증이 사그라드는 것을 방해하고, 그 결과 낮은 강도이지만 염증 상태를 전신적으로 촉진하는 상황이 된다. 이때는 급성 면역 반응과는 종류가 다른 면역계의 활성화를 특징으로 하는 만성 염증 Systema-tic chronic inflammation, SCI이 나타나게 된다. 이렇게 급성에서 만성으로 면역 반응이 넘어가게 되면 면역계 내성을 파괴하고, 심혈관 전쟁에서 승부의 추가 패배로 기울어지게 된다.

표 1-1 **급성 염증과 만성 염증**

	급성 염증	전신적 만성 염증
자극 요인	감염, 외상, 세포에 가해진 스트레스	조직 손상, 대사 기능 장애, 환경으로부터 오는 외부 영향
기간	단기간	지속적, 해결되지 못함
강도	고강도	저강도
결과	치유, 자극원의 제거, 조직 복구	신체 전반적인 피해
노화와 관련성	없음	있음

표 1-1에서 알 수 있듯이 급성 염증은 병원체 관련 분자 패턴 pathogen-associated molecular patterns, PAMPs을 보이는 데 반해, 만성 염증은 신체 피해 관련 분자 패턴damage-associated molecular patterns, DAMPs을 보인다.

염증성 노화의 구성 요소

염증이 노화에 동반되어 나타나는 만성 질환과 연관성이 커서 염증성 노화inflamm-aging라는 표현이 나오게 되었다. 이러한 염증성 노화의 구성 요소에 대해 살펴보도록 하자.

산화 스트레스는 활성산소Reactive oxygen species, ROS라는 물질 때문에 나타나는데, 이는 우리 몸에 들어온 산소가 세포 속에서 에너지를 생성하는 과정에서 나타나는, 몸에 나쁜 자극을 뜻한다. 이 활성산소는 세포 내에 존재하여 대사를 촉진해주는 구조인 미토콘드

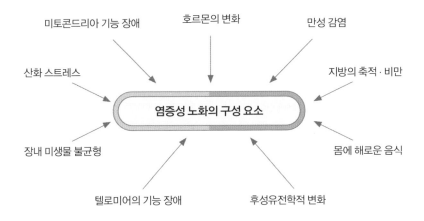

그림 1-1 **염증성 노화의 구성 요소**

미토콘드리아 기능 장애

호르몬의 변화

만성 감염

산화 스트레스

지방의 축적 · 비만

염증성 노화의 구성 요소

장내 미생물 불균형

몸에 해로운 음식

텔로미어의 기능 장애

후성유전학적 변화

리아에 피해를 주게 되고, 미토콘드리아의 기능 장애는 죽어야 될 세포가 예정대로 죽는 과정인 세포자멸apoptosis이 제대로 이루어지지 않게 하여 염증을 일으키고, 조직을 상하게 한다.

나이가 듦에 따라 젊었을 때보다 호르몬 분비 양상이 다르게 나타난다. 대표적인 것이 코르티솔Cortisol인데, 이는 부신 피질에서 분비되는 호르몬으로 스트레스가 나타날 때 응급으로 대처하기 위한 역할을 주로 담당한다. 노화가 진행되면 코르티솔 분비는 점차 증가한다. 코르티솔은 스트레스에 대해서 대처해야 한다는 신호를 우리 몸에 보낸다. "어서 포도당을 뇌에 공급하고, 차분하고 안전한 느낌을 제공하는 미주신경의 전원을 끊어! 심장, 너! 빨리빨리 뛰어서 혈액을 공급해야지. 그리고 혈압도 올려."라고 우리 몸에 명령을 내리는 것이다. 이러한 반응이 지속되고 누적되면 어떻게 될까? 지쳐서 쓰러지게 되는 것이다.

　반대로 성장 호르몬Growth Hormone.GH과 우리가 DHEA로 잘 아는 디하이드로에피안드로스테론Dehydroepiandrosterone은 나이가 들수록 분비가 줄어든다. 1년에 혈중 농도가 2%씩 감소하여 70~80대에는 최고 전성기인 20대 시절의 10~20% 수준만이 남게 된다.[1] DHEA는 육체적·정신적 안정감, 에너지 및 기억력 강화, 면역 체계의 개선 등에 효과가 있는데, 이 호르몬이 늙어서는 그 농도가 매우 감소하게 된다. GH와 DHEA는 면역 체계를 관리해주고, 만성 염증에 관여하는 사이토카인cytokine의 생성을 감소시켜주는 역할을 한다. 이러한 호르몬이 감소하게 됨으로써 염증 반응이 더 증가하게 되는 것이다.[2]

　노화 과정에서 신체 내에 나타나는 또 하나의 특징은 지방의 증가이다. 늙은 세포가 많이 축적되는 곳이 바로 내장 지방이다.[3] 지방 세포는 염증을 증가시키는 사이토카인을 분비하는 주요 기관 중 하나다. 그러므로 내장 지방은 그저 허리둘레만 늘리는 우리 몸의 구성 요소가 아니라 노화와 조기 사망을 부추기는 염증 물질을 뿜어내는 내분비 기관임을 명심해야 한다.[4]

　대표적인 염증 지표 중에 늘 거론되는 것이 인터류킨-6interleukin-6. IL-6과 C반응성 단백C-reactive protein. CRP이다. 인터류킨-6은 우리 몸의 백혈구, 내피세포, 지방세포를 포함한 다양한 세포에서 분비되며, C반응성 단백은 간에서 만들어지는데, 우리 몸 전체의 염증 정도를 잘 나타내주는 염증 지표이다. 인터류킨-6, CRP가 증

그림 1-2 만성 염증 유발 인자들과 그 결과로 나타난 질환들[5]

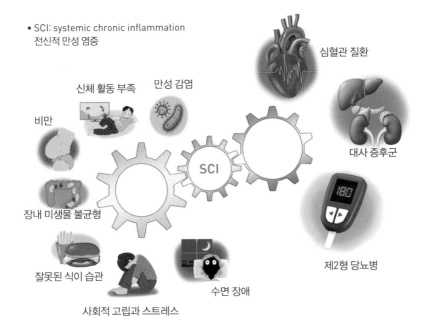

- SCI: systemic chronic inflammation
  전신적 만성 염증

가할수록 제2형 당뇨병의 위험성은 30% 높아지며, 수치가 높은 상태가 오래될수록 더 뚜렷한 관계를 보인다.[6]

염증과 동맥경화의 상관관계

염증이 심혈관 질환에서 중요한 가장 큰 이유는 혈관이 좁아지는 것에 직접 작용하기 때문이다. 동맥경화증은 혈전thrombi이 축적되어 혈관의 협착 또는 폐색까지 진행되어 생기는 병으로 심장의 혈류를 막으면 관상동맥 질환이 생기고, 뇌에 미치면 뇌졸중이 발병하고, 그리고 하지에 관여하면 말초 혈관 질환이 생기게 된다. 이

그림 1-3 동맥벽의 염증과 심혈관 질환[7]

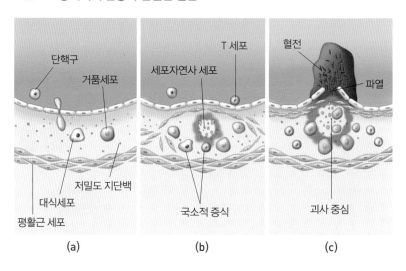

단핵구

거품세포

T 세포

세포자연사 세포

혈전

파열

저밀도 지단백

대식세포

평활근 세포

국소적 증식

괴사 중심

(a)   (b)   (c)

는 지방 단백질lipoprotein에 의한 질병으로 특정 혈관 부위에 괴사,
섬유증 및 석회화의 과정을 통해 심혈관 전쟁의 방어선을 무너뜨리
는데, 여기에 중요한 기전으로 작용하는 것이 바로 염증이다.[8] 동맥
벽의 염증은 **그림 1-3**과 같이 (a) 단핵구monocyte의 침윤을 초래하여
대식세포를 활성화시킨다. 대식세포는 LDLLow-density lipoprotein(저
밀도 지단백질)과 유리 지방산을 끌어들여서 지방이 풍부한 거품세
포foam cell로 바뀌게 된다. (b) 거품세포는 염증 조절 체계를 교란시
킴으로써 혈관 내피세포의 접착 분자의 발현을 증가시키는데, 결과
적으로 염증 물질을 더 내뿜게 되는 면역세포의 혈관 내 유입을 초
래한다. 동시에 혈관 평활근 세포가 자라나서 섬유성막이 생성된다.
이것이 동맥경화반의 씨앗이 되어 염증이 진행될수록 점점 자라나

그림 1-4 혈소판에 의해 유발되는 동맥경화 발생[9]

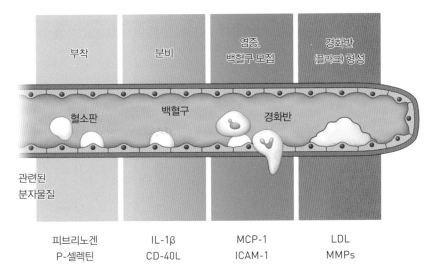

부착	분비	염증, 백혈구 모집	경화반 (플라크) 형성

관련된
분자물질

피브리노겐 P-셀렉틴	IL-1β CD-40L	MCP-1 ICAM-1	LDL MMPs

게 되는 것이다. (c) 염증 상태가 완화되지 못한다면 이것이 괴사의 중심이 되어 동맥경화반이 파열되어 심혈관 질환이 나타나게 된다.

염증에 관여하는 세포들 외에 혈소판 또한 염증 과정을 통해서 혈관을 좁아지게 할 수 있다. 혈소판이 활성화되면 혈관에 붙은 뒤 IL-1β, CD-40L 같은 염증 물질을 분비하게 된다. 그리고 혈관을 돌아다니는 백혈구를 끌어들여 혈관 내피에 같이 들러붙게 한 뒤 염증 물질의 근거리 분비paracrine를 통해 동맥경화반을 형성하게 된다.

그런데 염증에 관여하는 요인 중에 바이러스나 세균에 의한 감염 상태가 만성화되는 것도 동맥경화를 불러일으킬 수 있다. 그림 1-5처럼 치주염, 독감, 폐렴, 요로감염, 골관절염이 지속되면 사이

그림 1-5 만성 감염이 동맥경화 발생을 직간접적으로 가속화하는 기전

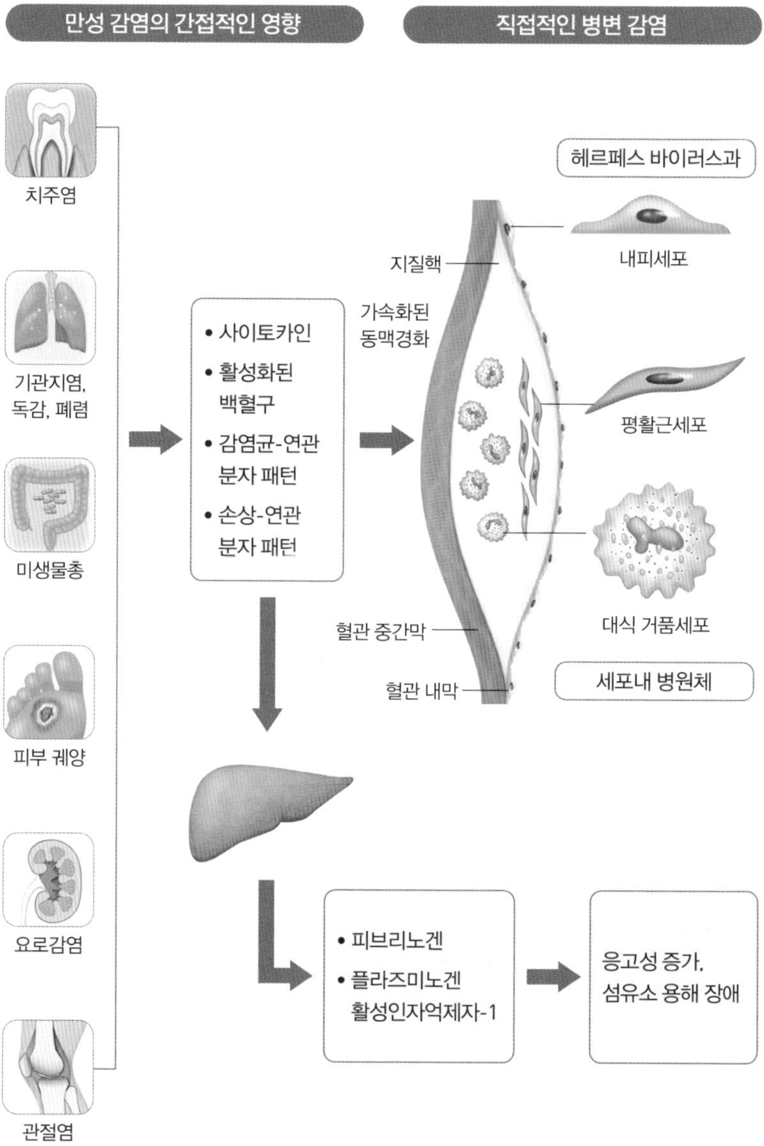

만성 감염의 간접적인 영향

직접적인 병변 감염

치주염

기관지염,
독감, 폐렴

미생물총

피부 궤양

요로감염

관절염

• 사이토카인
• 활성화된
  백혈구
• 감염균-연관
  분자 패턴
• 손상-연관
  분자 패턴

헤르페스 바이러스과

내피세포

지질핵

가속화된
동맥경화

평활근세포

혈관 중간막

대식 거품세포

혈관 내막

세포내 병원체

• 피브리노겐
• 플라즈미노겐
  활성인자억제자-1

응고성 증가,
섬유소 용해 장애

토카인이라는 염증 물질이 분비되고, 백혈구를 염증이 증가하는 방향으로 활성화시킨다. 또한 지질다당류lipopolysaccharides나 펩티도글리칸peptidoglycan. 세균의 세포벽에 있는 당단백질 같은 병원체 관련 분자들이 배출되어 혈관 내피세포, 평활근세포, 거품세포의 세력을 확장하게 된다. 그리고 인터류킨-6의 중재에 의해 사이토카인이 간세포에 급성기 반응을 일으키게 되는데, 이는 피브리노겐fibrinogen에 의한 응고성 증가와 플라즈미노겐 활성인자억제자-1plasminogen activator inhibitor-1에 의한 섬유소 용해를 억제함으로써 동맥경화반 형성을 더욱 부추기게 된다.[10]

그러므로 위생에 주의하고 잘 쉬고 운동하고 골고루 먹는 등 면역력 증강에 힘을 쏟아야 심혈관 건강이 유지되는 것이다. 우리는 지금 심혈관 질환 또한 코로나19의 주요 후유증이라는 사실에서 면역력이 얼마나 중요한지 잘 깨달아가고 있다.

염증과 심혈관 질환 사망률 간의 상관관계

염증은 심혈관 질환의 사망률과는 어떤 관계에 있을까? 대표 염증 물질 중 하나인 CRP(C반응성 단백)를 살펴보자. CRP 수치가 가장 높았던 사람은 CRP 수치가 가장 낮은 사람들에 비해 심혈관 질환에 의한 사망 확률이 2배 높았다.[11]

백혈구 수치도 감염성 질환의 심한 정도를 보기 위해 측정하는 혈액 검사 중 하나다. 연세대학교 연구팀은 성인 43만 7천여 명을 대상으로 10년 동안 백혈구 수치가 높은 사람에서 사망 확률이 얼마나 높은지 조사하였다. 남성에서는 백혈구 수치가 높은 사람의 총 사망 확률이 1.4배 높았으며, 심혈관 질환으로 사망할 확률이 2.1배 높았다. 여성에서는 백혈구 수치가 높은 사람들이 심혈관 질환으로 1.4배 더 많이 사망했다.[12]

염증을 줄이기 위한 노력 : 음식

음식에 의해서도 염증이 유발되거나 감소될 수 있다. 염증을 조장하는 음식은 정제된 탄수화물, 단 음식, 포화지방과 트랜스지방을 들 수 있고, 염증을 줄여주는 음식은 오메가3 지방산, 과일과 채소의 섬유질, 그리고 잡곡이다. 미국 간호사들을 대상으로 시행한 연구에서 육류나 가공된 고기, 단 음식, 감자튀김, 정제된 탄수화물 등의 '서구식' 식단을 즐기는 사람은 과일, 채소, 생선, 잡곡, 콩, 가금류(닭, 오리 등)를 주식으로 하는 사람보다 CRP, IL-6 등의 염증 수치가 높게 나타났다.[13]

여기서 항염증 작용을 나타내는 예가 되는 식품 하나를 소개하고자 한다. 바로 다크 초콜릿이다.(단, 밀크 초콜릿은 예외다.) 옛말에 "좋은 약은 입에 쓰다."라는 말이 있다. 다크 초콜릿은 우유가 들어 있지 않고, 카카오를 주로 함유한 형태를 말한다. 3,000년 전 마야인들이 피로 회복과 장 기능 향상을 위해 카카오를 섭취했다고 한다. 심혈관 건강과 관련하여 카카오에 주목한 것은 파나마 섬에 사는 쿠나 인디언들(카카오를 즐겨 먹는다.) 가운데 고혈압 환자가 거의 없고, 노화와 연관된 혈압 상승 또한 관찰되지 않았다는 80여 년 전 연구 결과에서 비롯되었다.[14] 이들은 고혈압 외에 당뇨, 뇌졸중, 허혈성 심질환에 걸린 확률도 적었다.

그 이유는 무엇이었을까? 15년 전 연구에서야 비로소 카카오에 함유된 플라보놀 식물의 색소의 일종인 에피카테킨 epicatechin 때문인 것으로 밝혀졌다.[15] 이탈리아에서 5천여 명의 사람들을 조사한 결과, 3일마다 다크 초콜릿 1인분(20g)을 먹는 것은 CRP가 낮은 것과 연관이 있었다.(안 먹거나, 너무 많이 먹으면 상승한다.)[16]

2만 명이 넘는 유럽인들을 대상으로 11년 동안 초콜릿 섭취량과 심혈관 질환들을 추적 관찰한 연구에서 초콜릿을 하루 16~99g 섭취하면 심장 질환은 12%, 뇌졸중은 23% 더 줄어든 것으로 나타났다.[17]

다크 초콜릿을 얼마나 많이 먹어야 어느 정도의 심혈관 질환 예방 효과가 나타날까? 호주 모나쉬대학 연구팀은 2천여 명의 대사증후군 환자들을 모집한 후, 10년 동안 다크 초콜릿을 100g씩 매일 복용하면 1만 명 중 85명의 심혈관 질환 발생을 막을 수 있다고 계산하였다. 위험군에서 할 수 있는 이차성 예방인 셈이다. 매일 10년 동안이라 실행하기 어려운 것이 사실이지만, 전 세계인 4명 중 1명이 대사증후군에 해당하니, 10년 동안 1,700만 명의 심혈관 질환 환자를 줄일 수 있다는 계산이 선다.[18] 정리하자면, 건강한 사람은 다크 초콜릿을 매일 1개, 심혈관 위험군은 매일 최대 5개 먹는 것이 좋을 것으로 추측된다.

그림 1-6 체중 감량과 운동 습관이 염증을 감소시켜주는 기전의 개요

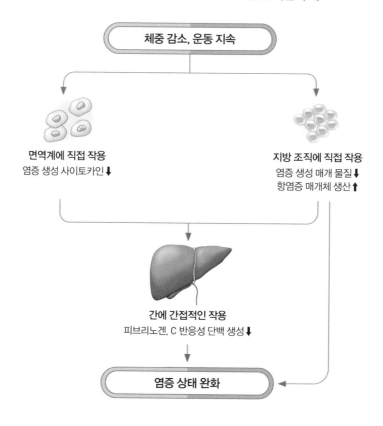

염증을 줄이기 위한 노력 : 운동

인체 내의 만성 염증을 줄이기 위한 효과적인 방법으로, 에너
지 섭취를 줄이고 신체 활동을 늘리는 것이 잘 알려져 있다. 그리고
여러 대규모 연구들에서는 염증 지표들이 신체 활동이나 체력 상태
가 좋을수록 감소함을 보여주었으며, 소규모 실험 연구들에서는 운
동을 하면 염증 지표들이 감소되는 결과를 보이고 있다. 즉 염증을

줄이기 위해서는 식이 조절을 통한 체중 감량뿐만이 아니라, 운동이나 신체 활동 증진을 같이 병행해야 더 효과적이라는 결론이다.[19]

신체 활동을 늘리면, 면역 체계에 직접 작용하여 사이토카인 분비가 감소하며, 지방세포에도 직접 작용하여 염증 유발 물질의 분비는 억제하고, 항염증 매개 물질 분비는 증가시키는 작용을 하게 된다. 면역계와 지방계에 미친 영향은 직접적으로 혈관 내의 염증 물질 농도를 감소시키거나 간에 작용하여 간접적으로 감소시킨다.

1장 요약

1 낮은 강도를 지니지만, 오랫동안 몸 전체에 나타나는 만성 염증이 심혈관 건강을 위협하는 주범이다.

2 산화 스트레스, 호르몬의 변화, 체내 지방의 축적, 만성 감염이 심혈관 질환을 부추기는 염증성 노화의 주요 구성 요소다.

3 염증을 줄일 수 있는 생활 습관은 올바른 식이 요법, 규칙적인 운동, 적절한 체중 유지 등이 있으며, 이러한 습관을 유지할 때 염증성 노화 정도가 감소하면서 심혈관 질환의 꼬리표도 뗄 확률이 높아진다.

2장 　장내 미생물과 어떻게 공존할 것인가

장내 미생물의 세계

"모든 병은 장에서 시작된다." 놀랍게도 2,500여 년 전에 히포크라테스가 한 말이다.

사람에게 유전자는 얼마나 있을까? 2만 1,000개에서 많아야 4만 5,000개 정도로 추정된다. 물벼룩의 유전자가 3만 개 정도로 알려져 있는데, 그러면 우리는 물벼룩보다 적을 수 있는 유전자로 어떤 마법을 부렸기에 물벼룩이 이룩할 수 없는 일들을 이렇게나 많이 이룰 수 있었을까? 과학자들이 처음 추정한 것으로는 유전자가 7만 개에서 많게는 30만 개 정도는 되어야 지능이 높은 인간이 될 수 있는 것으로 생각하였으나, 실상은 그렇지 않았다.

어쩌면 답은 우리 장 속의 미생물총(군락)에서 찾아볼 수 있을지도 모른다. 입에서 식도까지의 길이는 45cm이다. 위장은 약 27cm인 반면, 소장은 6m, 대장의 길이는 1.5m나 된다. 소장은 미세한 주름으로 되어 있어 많은 영양소들을 흡수할 수 있다. 이를 펼

치면 테니스 코트 하나의 면적이 된다고 한다.

이는 피부 전체의 표면적보다 100배나 넓은 것이다. 장에 사는 미생물들의 개수는 1,000억 개 정도이며, 그 종류만 1,000종에 달한다. 장내 미생물 숫자는 대장의 세포 수보다 10배나 많다. 인체 장기 전체로 보아도 사람의 세포 수는 30조 개이지만, 미생물의 세포 수는 이보다 더 많은 39조 개에 달한다.[1] 장내 미생물의 유전자를 다 합치면 약 330만~440만 개나 된다고 하니, 인간 고유의 유전자 수보다 100배 더 많은 것이다.

사람의 장에는 2kg 정도의 박테리아가 들어 있는데, 이는 간과 거의 비슷한 무게이다. 장 속의 박테리아는 사람이 먹는 것을 똑같이 섭취하기 때문에, 장내 미생물은 숙주가 되는 각 사람의 건강 상태나 식이 상태를 알려주는 좋은 지표가 된다.

장내 미생물총의 3분의 1은 모든 사람에서 공통적인 구성을 이루는데, 3분의 2는 개인에 따라 다르다. 따라서 각자가 소유한 장내 미생물총을 보면 마치 주민등록증처럼 개인들을 구분할 수 있다.[2] 쌍둥이 연구를 통해 살펴본 바로는, 숙주인 사람의 유전자가 어릴 때 장내 미생물 구성에 영향을 미친다는 사실이 밝혀졌지만, 자라나면서 나이, 식사 습관, 사는 곳, 스트레스 정도와 생활 습관, 특이 질환에 걸렸던 기간, 약물 복용 정도의 차이에 따라 장내 세균들의 종류와 개수가 달라졌다.[3]

장내 미생물총은 크게 세 가지 장 유형Enterotype으로 나뉜다. 바로 의간균Bacteroides, 프레보텔라Prevotella, 루미노코쿠스Ruminococcus,

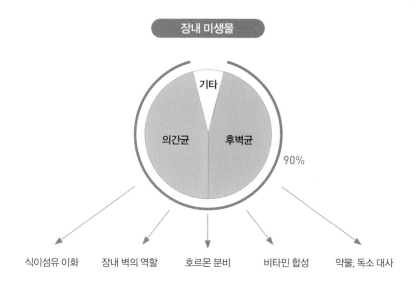

그림 2-1 **장내 미생물의 대표적인 구성과 인체 내 주요 작용들**

장내 미생물

기타

의간균 후벽균

90%

식이섬유 이화 장내 벽의 역할 호르몬 분비 비타민 합성 약물, 독소 대사

세 종류이다. 그리고 장내 미생물총의 90%는 의간균Bacteroidetes과
후벽균Firmucutes, 두 종류로 이루어져 있다.[4]

장내 미생물 중 유익한 균은 30%, 해로운 균은 5~10%이며,
나머지는 때에 따라 아군이 되거나 적군이 된다고 알려져 있다. 대
통령 선거에서 중립 지역의 표를 얼마나 잘 모으는가가 대통령 당
선에 변수가 되듯이, 장내 미생물도 우리가 어떻게 처신하고 훈련하
느냐에 따라 건강의 결과에 대한 캐스팅 보트를 쥐고 있는 셈이다.

장내 미생물의 역할은 그림 2-1과 같이 상당히 많다. 흥미로운
사실은 인체 내에서 3대 영양소인 탄수화물, 단백질, 지방으로부터
에너지를 뽑아내는 과정이 장내 미생물마다 다르다는 것이다. 즉

인체에 좋은 장내 세균은 대사를 건강한 방향으로 조절하며, 해로운 장내 세균은 건강에 안 좋은 방향으로 에너지 대사 작용을 나타낸다.[5]

장과 관련된 면역세포의 수는 우리 몸 전체에서 3분의 2나 차지하며, 20개 이상의 호르몬을 운반하는 수천 개의 장내 분비세포들로 이루어져 있다. 이 호르몬에는 에너지 대사 조절에 중요한 인슐린, 글루카곤, 렙틴, 그렐린이 있다. 인슐린, 글루카곤은 혈당 대사에 중요하며, 렙틴은 식욕 억제, 그렐린은 식욕 촉진 작용이 있어 비만과 관련하여 꼭 짚고 넘어가야 하는 호르몬이다.[6] 이 호르몬들의 조절은 바로 장내 미생물에 의해서도 이루어진다.

장내 미생물은 선천적으로 형성될까?

미국 코넬대학 연구팀은 1,100쌍의 영국 쌍둥이들을 대상으로 장내 미생물이 유전적으로 얼마나 영향을 받는지 조사하였다. 그 수치는 9% 미만이었는데, 의간균은 전반적으로 유전되지 않았으며, 후벽균, 크리스텐세넬라Christensenella 같은 미생물이 유전성이 강하였다. 또한 이 연구의 저자들은 유전자가 숙주인 사람이 어떤 식이를 선호하는지 조정해서 특정 미생물이 숙주의 대사에 관여하는 것에 영향을 미친다고 서술하였다.[7]

그런데 여기서 생각해볼 것이 있다. 쌍둥이들은 대개 어릴 때 같은 사회 환경에서 자란다. 장내 미생물을 공유하는 것이 유전적인 것인지 아니면 환경적인 것인지가 명확하지 않다는 것이다.

선천적인 요인들은 분명히 존재한다. 하지만 후천적인 영향이 장내 미생물 형성에 더 큰 비중을 차지한다. 왜냐하면 장내 세균들은 주인이 가지고 있는 오랜 기간에 걸친 식습관 혹은 약물 복용 정도와 연관이 있고, 대개 장기간에 걸쳐 안정된 상태로 남아 있기 때문이다.[8]

반대로, 식습관이나 약물 복용 습관의 급격한 변화가 있다면 장내 세균총 또한 급격히 바뀔 수 있다. 미국 펜실베니아대학 연구팀은 참가자 98명의 장내 세균 유전자를 분석하여 단백질과 동물성 지방의 섭취는 의간균과 연관이 있으며, 탄수화물의 섭취는 프레보텔라와 연관이 있다는 것을 발견하였다. 또한 10명의 참가자를 각각 저지방/고섬유질 식사와 고지방/저섬유질 식사 그룹으로 나누었는데, 24시간 안에 장내 미생물총의 변화가 나타나는 것을 발견했다. 그렇긴 해도, 10일간의 장시간 미생물 안정성은 잘 유지되었다. 그러니까 단기간의 음식 섭취가 장내 미생물 구성을 바꿀 수 있지만 이것이 장기간 쌓였을 때 진정한 변화가 온다는 것이다.[9]

약물 복용, 특히 항생제 사용이 장내 미생물총을 나쁘게 바꿀 수 있다. 쥐에게 저용량의 항생제를 투여하였을 때, 장내 미생물총의 비율에 변화가 오는 동시에 탄수화물과 지방 대사를 조절하는 유전자가 쥐의 체중을 불리는 방향으로 발현되었다.[10]

항생제뿐만이 아니라, 우리가 흔히 쓰는 식도염이나 위궤양 치료제인 프로톤 펌프 억제제 또한 장내 미생물총 구성을 흐뜨려놓을 수 있다. 이 약물은 장내 미생물의 다양성을 20%까지 감소시킬 수

그림 2-2 장내 미생물과 인체 사이의 상호 영향

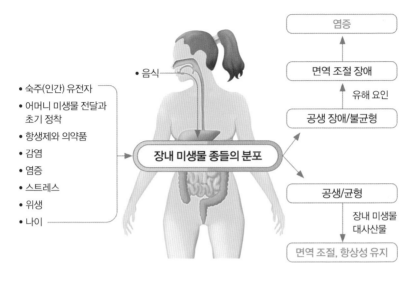

출처: 오철우, 〈사이언스온〉

있고, 해로운 미생물을 증가시켜 장내 감염을 증가시킬 위험을 내
포하고 있다.[11]

　　장내 미생물총의 다양성을 구성하는 데 내부 요소인 인간의 유
전자형이 중요할까? 아니면 외부 요인인 우리가 섭취하는 음식이
더 중요할까? 캘리포니아대학 연구팀은 동물 실험 연구를 통해 인
간이 원래 가진 유전자형보다 음식 섭취가 장내 미생물총 구성에
더 중요하게 역할함을 밝혀냈다. 쥐에게 저지방 고다당류 식사(단
백질 22%, 지방 16%, 탄수화물 62%(주로 다당류))와 고지방 고탄수
화물 식사(단백질 15%, 단순당류 40%, 지방 45%로 구성)를 주었을

때, 각 식사는 쥐의 유전자형과 무관하게 장내 미생물총의 변화를 가져왔다. 그리고 식사량의 변화 정도가 많아질수록 용량-비례 관계로 장내 미생물총의 변화가 나타났는데, 보통 새로운 세균총으로 안정적인 상태가 되는 데 3.5일이 걸렸다. 식사 종류를 바꾸면 다시 이전 상태로 되돌아가긴 했지만, 직전의 식사 종류가 어떠하였느냐에 따라 장내 미생물의 종류가 결정되었다.[12]

건강한 식단으로 잘 알려진 지중해식 식사를 고수한 사람들은 대장균이 적고 비피더스균이 많았다. 이들이 내뿜는 좋은 대사 물질인 짧은사슬 지방산도 많았다. 심혈관 전쟁에 대한 대비가 잘 되어 있는 셈이다.[13]

장내 미생물 구성에 미치는 사회 환경적 요인

미국 미네소타대학 연구팀은 미국으로 이민 온 사람들에게서 원래 가지고 있던 장내 미생물총이 어떻게 변하는지 살펴보기 위하여 이민 1세대와 2세대에 속하는 몽족과 카렌족의 대변 검사와 식사 일지를 수집하였다. 이들의 식이 습관은 서구화 식단과 거리가 멀며, 채식 위주인 것으로 알려져 있다. 그런데 이민 직후부터 원래 가지고 있었던 장내 미생물의 다양성이 바로 사라지기 시작하였으며, 서구화된 식단에 길들여진 유럽계 미국 사람들의 장내 미생물총과 같은 비율(즉 몸에 좋은 프레보텔라 군대가 줄어들고, 박테로이데스 군대가 창궐 내지 쿠데타를 일으키고 있다.)로 되었다. 더욱이 이민 기간이 길수록, 그리고 세대를 거듭할수록 비만도가 늘어남과 동시

에 장내 미생물총의 나쁜 방향으로의 변화 또한 더욱 짙게 나타났다.[14]

　마찬가지로 대부분의 시간을 보내는 집이라는 환경에서도 장내 미생물총은 빠르게 교환되어 공유될 수 있다. 새로운 환경(집)으로 이사 가더라도 호흡 활동이나 피부 접촉을 통해서(특히, 피부 접촉으로 한 번에 수백만의 미생물 세포들이 이동할 수 있다.) 미생물을 전파시킬 수 있으며, 이 현상은 즉각적으로, 그리고 지속적으로 나타난다.[15]

　또한 도시에 사는 사람과 시골 지역에 거주하는 사람들의 장내 미생물 구성은 많은 차이를 보여준다. 이탈리아 피렌체대학교 연구팀은 유럽의 아이들과 아프리카 부르키나파소의 아이들(농업이 탄생하여 정착 생활을 시작한 때의 식사 습관처럼 섬유질이 풍부한 음식을 훨씬 많이 먹는다.)의 대변을 조사하여 두 그룹 간에 장내 미생물의 차이가 있는지 살펴보았다. 부르키나파소 아이들은 의간균을 풍족하게 가지고 있었으며, 몸에 좋지 않은 후벽균은 숫자가 적었다. 또한 섬유소를 소화시켜주는 미생물들인 프레보텔라 같은 세균도 발견되었는데, 이는 유럽 아이들에게서는 아예 발견조차 되지 않는 미생물이다. 따라서 장내 미생물이 부르키나파소 아이들의 다당류가 풍부한 식사 습관과 함께 진화하여 섬유소로부터의 에너지 섭취를 극대화하고, 염증 질환으로부터 주인(사람)의 신체를 보호한다고 가정할 수 있다. 그리고 장내 미생물의 다양성은 위생에서 비롯된 것이라기보다는 식이 습관이 좌우한 것으로 보인다.[16]

장내 미생물총과 비만

장내 미생물총에 관심을 가지기 시작한 것은 적정 체중을 유지하는 사람과 비만인 사람의 장내 미생물총이 서로 다르다는 사실이 널리 알려지게 된 뒤부터이다. 쌍둥이 쥐 중에서 뚱뚱한 비만 쥐의 장내 미생물을 뚱뚱하지 않은 정상 체중인 쥐에게 이식하였을 때, 같은 식사를 제공하였음에도 정상 체중인 쥐의 몸무게가 늘어나고, 지방 성분이 많아지는 결과를 가져왔다.[17]

그렇다면 장내 미생물총은 어떻게 비만에 관여하게 되었을까? 전통적으로 체중을 줄이는 방법은 단순하게 생각할 수 있다. "적게 먹고, 많이 움직이세요." 그런데 이러한 단순 덧셈 뺄셈이 비만을 제대로 관리해주는 것이 아닐지도 모른다. 진료실에서 자주 듣는 말이 "나는 적게 먹고 많이 운동하는데, 왜 이렇게 체중이 줄지 않고 그대로이죠?"이다. 이는 비만인 사람들이 자신이 먹는 간식이나 청량음료, 혹은 음식의 총량을 과소평가하거나 자신의 운동을 과대평가해서 그럴 수도 있고, 수면의 영향이나 스트레스의 영향, 과음 등 비만에 영향을 미치는 다른 요인을 간과해서 그럴 수도 있다. 그런데 장내 미생물총이 개인마다 얼마나 다른가에 따라 좌우될 수도 있다.

미국 워싱턴대학 연구팀에 의하면 비만인 쥐는 후벽균이 많았고, 의간균이 적었다. 후벽균은 같은 양의 음식에서 더 많은 양의 에너지를 흡수한다. 즉 우리가 100을 먹었다 치면, 100을 흡수하는 것이 아니라 후벽균은 102를, 의간균은 98을 흡수한다고 보면 된다. 그렇다면 같은 음식을 먹었을지라도 비만을 유도하는 세균을 가진 쥐는 예측치보다 2% 더, 그리고 비만을 억제하는 세균을 가진 쥐보다 2%가 아닌 4% 더 에너지를 흡수하게 된다. 별것 아닌 숫자 같지만, 복리의 마법을 기억해보자. 하루가 1년이 되면 성인 평균 체중을 고려했을 때 약 2kg의 체중이 늘어나게 되며, 10년이 지나면 무려 20kg 정도의 체중이 우리 몸에 더해지는 것이다.[18] 예를 들어, 같은 양의 지방을 입에 넣었다고 쳐도, 장내 미생물의 종류에 따라 실제 체내에 '흡수되는' 에너지의 양이 다를 수 있다. 즉 먹은 음식의 열량만 계산하면 셈이 잘못될 수 있다.

우리 장 속의 어떤 미생물총은 채소의 탄수화물 분해에 더 관심을 보이고, 또 어떤 미생물은 고기에서 더 많은 열량을 얻으며, 또 다른 종류의 미생물은 밀가루 음식에서 에너지를 더 뽑아낼 것이다. 그렇다면 인스턴트 식품에서 더 많은 열량을 뽑아내는 미생물을 가진다면 같은 양의 정크푸드를 먹는다고 해도 건강한 미생물을 가진 사람보다 더욱더 많은 열량을 몸에 축적시킴으로써 비만의 악순환으로 더욱 깊이 들어갈 것이다.

장내에 거주하게 된 미생물이 어떤 종류이냐에 따라 통상적으로 효과가 있다고 받아들여진 다이어트 방법이 실패할 수도 있다. 덴마크 코펜하겐대학 연구팀은 복부 비만을 지닌 참가자를 모집하여 프레보텔라Prevotella와 의간균Bacteroidetes 비율(P/B)이 높은 그룹과 낮은 그룹을 선별하였다. 각 그룹을 절반가량으로 다시 나누어서 섬유질과 전곡, 과일과 채소를 풍성히 먹게 하는 '새로운 북유

그림 2-3 **식생활 습관에 따른 장내 미생물의 구성 변화와 비만**

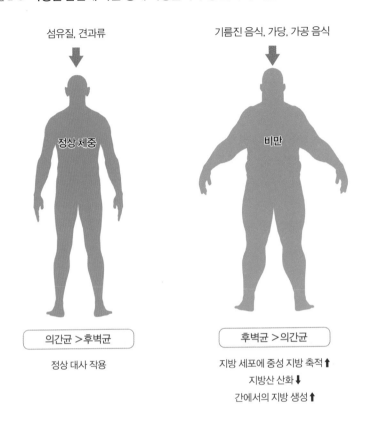

섬유질, 견과류

기름진 음식, 가당, 가공 음식

정상 체중

비만

의간균 > 후벽균

후벽균 > 의간균

정상 대사 작용

지방 세포에 중성 지방 축적 ↑

지방산 산화 ↓

간에서의 지방 생성 ↑

럽식 다이어트' 방법New Nordic Diet. NND과 통상적인 덴마크식 식사 두 종류로 6개월간 꾸준히 다이어트를 시행하였다. P/B 비율이 높은 그룹에서는 통상적인 덴마크식 식사법보다 NND 방법을 선택한 사람들의 체내 지방량이 3.2kg 낮아진 데 비해, P/B 비율이 낮은 그룹에서는 체지방 감소에서 두 다이어트 방법의 차이가 없었다. 그리고 P/B 비율이 높은 그룹과 낮은 그룹을 비교했을 때 같은

NND 다이어트 방법으로 인한 체지방 감소의 차이는 2.3kg에 달했다.[19]

그렇다면 이미 우리 몸에 장기적으로 자리를 잡은 터줏대감이 비만에 악영향을 미칠 수 있는 미생물이라면 이것을 되돌릴 수는 없는 것일까? 프랑스 연구팀은 비만이거나 과체중인 사람들을 모집하여 저지방 고단백질과 섬유질이 풍부한 체중 감량 다이어트를 6주라는 짧은 기간 동안 시행한 결과 장내 미생물총의 유전자 다양성이 더 풍족해졌으며, 비만과 연관된 여러 지표들 또한 개선되었음을 밝혀냈다. 6주간으로도 눈에 띄는 변화를 얻을 수 있으니 늦었다는 생각이 들더라도 식생활 개선을 통해 장내 미생물총의 건강한 구성이 이루어지도록 노력해야 할 것이다.[20](그림 2-3)

장내 미생물의 예상치 못한 힘

장내 미생물총이 우리 운명을 조절해주는 중요한 요소가 될 수 있는 이유는 전이를 일으킬 수 있다는 사실에 있다. 수평적인 유전자 전이는 말 그대로 부모에게서 유전자를 물려받는 수직적인 유전자 전이가 아닌 방법으로 유전 물질을 획득하는 것을 말하는데, 다른 전이와 비교했을 때, 장내 미생물총의 유전자 전이 가능성은 무려 25배나 높다.[21]

장내 미생물들은 우리의 유전자 표현을 바꾸기도 한다. 한 생물이 가지는 모든 유전 정보를 게놈genome이라 하는데, 후성유전체epigenome(유전체에 어떤 유전자가 어떻게 발현할지를 표시하고, 때로는 이를 변형할 수 있는 화학 물질)라 불리는 분자들이 게놈 안에서의 소통을 담당한다. 미국 위스콘신-매디슨대학 연구팀이 실험실 쥐를 섬유질이 풍부한 음식 섭취 그룹과 당과 지방이 많이 함유된 전형적인 서구식 식사 섭취 그룹으로 나누어 연구하였다. 그 결과 서구식 식사를 한 쥐에서 장내 미생물총의 다양성이 떨어지고, 후성유전체의 소통 능력이 떨어졌다. 이는 대장 조직뿐만 아니라 간세포와 장내 지방 조직 간의 소통에도 영향을 미쳤다. 장내 미생물의 예상치 못한 힘이 후성유전학적 변화와 각 장기의 연결에 의해 우리 몸 곳곳에 영향을 줄 수 있는 것이다.[22] 그리고 이러한 영향을 받을 수 있는 장기에 심혈관이 있다.

장내 미생물과 심혈관 질환

장은 심장 혈관과도 연결되어 있다. 세분화된 의학 시스템에서 예전 같으면 무슨 뚱딴지같은 소리냐고 하겠지만, 우리가 보유한 장내 군인들, 즉 장내 미생물들 때문에 그렇다. 장내 미생물들의 종류에 따라 장에서 혈관으로 내보내는 분비물이 달라지기 때문이다. 장내 미생물과 주인 되는 사람의 대사는 서로 상호 작용을 하는데, 특히 식이 영양의 종류가 여기에 중요한 환경적 영향 요인이 된다. 여러 환자-대조군 연구에서 장내 미생물 불균형이 동맥경화성 질환들과 연관이 있다는 사실이 최근 밝혀졌다.

이 연구들 중에서 협심증이나 심근경색 환자와 건강한 대조군과의 장내 미생물 차이를 살펴본 중국 연구를 보도록 하자. 심혈관

질환자의 장내 미생물에서는 장내 세균Enterobacteriaceae(대장균, 이질
균, 살모넬라 등이 속함)과 연쇄상구균Streptococcus이 풍부해졌는데,
이들은 심혈관 기능에 중요한 여러 물질의 대사 또는 전달 수준을
낮추어버리는 적군 역할을 함으로써 숙주인 사람이 건강한 상태에
서 벗어나게 만들었다. 약물에 의한 영향은 그다지 크지 않았다. 참
고로, 심혈관 질환 이외 비만, 당뇨, 간경화, 심지어 류머티즘성 관
절염에서도 장내 미생물의 불균형이 관찰되었다.[23]

장내 미생물이 어떤 물질들을 분비할 수 있기에 이런 현상이
가능할까?

그림 2-4에서 볼 수 있듯이 장내 미생물이 주인을 지키는 충실
한 경비군이 될 수 있으려면 건강한 음식을 섭취해야 하는데, 이때
분비되는 중요한 물질이 짧은사슬 지방산Short-Chain Fatty Acid과 담
즙산Bile acid이다. 저항성 전분(고구마, 콩 등에 많이 있다), 식이섬유,
복합 다당류 같은 소화되지 않은 영양소들이 장내에서 혐기성 발효
과정을 거치면 짧은사슬 지방산이 형성되고, 이는 대장의 점막에서
간문맥으로 이동한다. 이 지방산은 사람이 쓰는 에너지의 5~10%
만 차지하지만, 자율신경계 안정화, 에너지 대사 조절, 혈압이나 염
증 반응을 조절하는 매우 중요한 물질이 된다. 짧은사슬 지방산 중
의 하나인 낙산염Butyrate을 만들어내는 장내 미생물들이 유독 당뇨
환자에게서 감소한 연구 결과도 이 지방산의 심혈관 질환에 대한
역할을 짐작케 한다.[24] 또한 당뇨 환자에게 식이섬유가 풍부한 식
사를 하게 했을 때, 짧은사슬 지방산의 체내 생산이 증가하여 당 조

그림 2-4 장내 미생물이 심혈관 건강에 미치는 영향

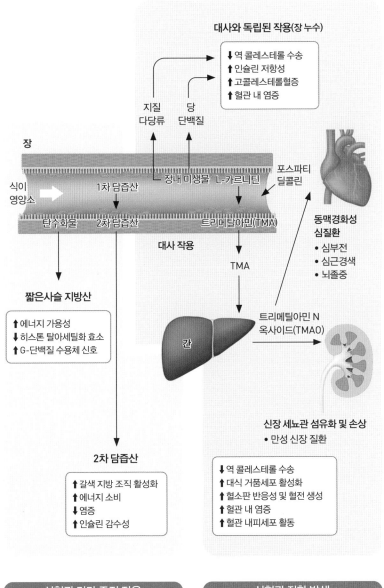

대사와 독립된 작용(장 누수)

- ↓ 역 콜레스테롤 수송
- ↑ 인슐린 저항성
- ↑ 고콜레스테롤혈증
- ↑ 혈관 내 염증

지질
다당류

당
단백질

장

식이
영양소

1차 담즙산

장내 미생물   L-카르니틴

포스파티
딜콜린

탄수화물

2차 담즙산

트리메틸아민(TMA)

동맥경화성
심질환

- 심부전
- 심근경색
- 뇌졸중

대사 작용

TMA

짧은사슬 지방산

- ↑ 에너지 가용성
- ↓ 히스톤 탈아세틸화 효소
- ↑ G-단백질 수용체 신호

간

트리메틸아민 N
옥사이드(TMAO)

신장 세뇨관 섬유화 및 손상

- 만성 신장 질환

2차 담즙산

- ↑ 갈색 지방 조직 활성화
- ↑ 에너지 소비
- ↓ 염증
- ↑ 인슐린 감수성

- ↓ 역 콜레스테롤 수송
- ↑ 대식 거품세포 활성화
- ↑ 혈소판 반응성 및 혈전 생성
- ↑ 혈관 내 염증
- ↑ 혈관 내피세포 활동

심혈관 건강 증진 작용

심혈관 질환 발생

절이 더 잘된 결과를 보인 임상 실험 연구도 이러한 사실을 뒷받침한다.[25]

하버드대학에서 주도한 연구에서도 채식 위주에서 육식 위주의 식사로 전환하였을 때 장내 미생물의 불균형으로 인해 짧은사슬 지방산에 해당하는 아세트산염과 낙산염이 감소하였다. 이와 같이 섬유질을 적게 먹고 동물성 지방을 많이 먹는 것은 장내 미생물의 다양성을 감소시킬 뿐만 아니라, 짧은사슬 지방산이 줄어들게 하는 결과를 가져다준다.[26] 아울러 담즙산은 식이지방과 지용성 분자의 흡수를 촉진하여 장내 미생물이 심혈관 질환을 예방하는 매개 물질로서의 역할을 담당하도록 한다.

반대로, 심혈관에 해로운 방향으로 작용하는 장내 미생물 분비 물질들도 있는데, 대표적인 것이 트리메틸아민 N 옥사이드Trime-thylamine N-Oxide(TMAO)이다. 클리블랜드 병원에서 심혈관 조영술을 받은 참가자들을 3년 동안 추적 관찰한 연구에서 상기 물질의 체내 농도가 높은 것으로 보아 심혈관 질환의 위험과 관련이 깊다는 것을 알 수 있다. 혈관 조영술을 받을 정도로 심혈관 위험군에 속하는 사람 말고 일반인들에게서도 위와 같은 상관관계가 있다는 것이 550명의 중국인들을 대상으로 한 연구에서도 관찰되었다. TMAO의 농도가 낮은 사람들에 비해 TMAO 농도가 높은 사람들의 심혈관 질환 위험도는 2배였다.[27]

클리블랜드 병원 연구팀은 자원자를 모집하여 각각 붉은 고기 (소, 양, 돼지고기 등), 하얀 살코기 (닭고기), 혹은 육류를 제외한 단백

그림 2-5 붉은 육류 식단이 트리메틸아민 N- 산화물 경로에 미치는 영향

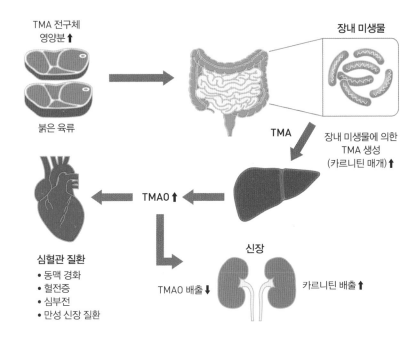

질을 4주 동안 먹게 하는 것을 3회 교차 반복하게 하였다. 이때, 단백질 섭취량을 전체 열량의 25%로 맞추었고, 총열량 섭취도 참가자별로 차이가 나지 않도록 하였다. 그리고 각각의 단백질 섭취가 4주로 종결되는 시점마다 TMAO 체내 농도를 측정하였다. 결과는? 역시나 붉은 고기만이 TMAO 농도를 증가시켰다. 이는 TMAO를 함유한 육류의 섭취, 그리고 장내 미생물들이 카르니틴를 매개로 하여 TMAO 생성을 증가시킨 것, 그리고 신장에서 TMAO의 배출 감소 등의 기전으로 설명된다.(그림 2-5)[28] 이러한 TMAO 농도

의 증가는 붉은 고기 섭취를 중단한 지 4주가 되어서야 감소하였다.

또한 루이지애나 주립대학 연구팀은 소식 습관과 운동을 병행하는 것이 TMAO 농도를 낮추어준다는 사실을 밝혀냄으로써, 식이·운동 습관이 장내 미생물이 뿜어내는 물질을 심혈관에 이로운 방향으로 조절해준다는 사실을 알려주었다. 비만 장년층을 대상으로 3개월 동안 1주일에 5일간 거의 매일 운동을 하게 하였다. 그중 실험군은 평상시 식사보다 하루 500kcal를 덜 먹게 하였다. 소식+운동 그룹에서 체중과 지방량이 줄었고, 인슐린 감수성은 증가했으며, 콜레스테롤 수치가 개선되었다. 동시에 체내 TMAO 농도도 31% 감소하였다.(대조군은 32% 증가) [29]

유산균 제제의 복용이 심혈관 질환의 방패막이가 될 수 있을까?

지금까지 장내 이익균의 체내 역할에 대해서 알아보았다. 그렇다면 의학에서 흔히 기본적으로 대처하는 자세, 바로 모자라는 특정 성분을 보충하는 것을 생각해볼 수 있다.

프로바이오틱스probiotics(사람이나 동물 등 숙주의 건강에 유익한 효과를 나타내는 미생물 또는 그 성분. 이는 활생균이라 불리며, 'for life'라는 뜻을 갖고 있다. 장내에서 정상균총으로 나타나는 유산균이나 비피더스균 등을 포함한다.)나 프리바이오틱스prebiotics(장내 미생물에 의해 이용되어 미생물의 생육이나 활성을 촉진함으로써 숙주의 건강에 좋은 효과를 나타내게 하는 비소화성 식품 성분. 프리바이오틱스의 예로는 여러 종류의 올리고당류와 기타 락툴로오스lactulose, 락티톨lactitol, 자일리톨

xylitol 등이 있다.)를 복용하는 것이 심혈관 질환에 도움이 될 것인가? 안타깝게도 아직은 불확실하다는 것이 현재까지의 연구 결론이다.

프로바이오틱스 복용이 체중 감소에 미치는 영향을 살펴본 분석에서도 프로바이오틱스는 몸무게를 겨우 600g 감소시켰다. 효과는 있었으나, 그 정도는 사실 쥐꼬리만큼이니 프로바이오틱스의 첨가 정도로는 체중 감소의 만족감을 가져다줄 수는 없다고 할 수 있다.[30]

앞서 TMAO라는 물질이 장내 미생물에서 분비될 때 심혈관 질환에 해로운 작용을 한다고 설명하였다. 그러면 프로바이오틱스가 TMAO를 감소시킬 수 있을까? 버지니아테크 주립대학교 연구팀은 위 가설의 진위를 평가하기 위해 건강한 젊은 남성(18~30세)을 선발하였다. 고열량-고지방(총열량의 55%를 차지) 식사를 4주 동안 하면서 9명은 프로바이오틱스, 10명은 가짜 보조제를 복용하였다. 고열량-고지방 식사는 참가자들의 TMAO를 2배가량 증가시킴으로써 심혈관 질환의 위험 가능성을 높였으나, 프로바이오틱스를 섭취했다고 증가한 TMAO를 감소시키지는 못하였다. 프로바이오틱스가 장내 미생물 구성에 도움을 주어서 심혈관 질환을 예방해줄 것으로 기대하기에는 아직 무리가 따른다는 이야기다.[31]

장내 미생물총은 숲으로 비유해볼 수 있겠다. 프로바이오틱스는 숲의 나무 몇 그루 정도, 프리바이오틱스는 숲에 내리는 비 정도로 비유할 수 있겠다. 나무 몇 그루 심고, 비를 조금 뿌린다고 타버린 숲이 바로 푸르른 빛을 되찾을 수 있을까? 숲이 우거지려면 몇 십 년에 걸쳐 좋은 토양과 적당히 내리쬐는 햇볕, 충분한 비가 필요하다. 장기적으로 지속되는 건강한 습관이 장내 미생물총의 푸른빛을 유지하는 데 가장 중요하다.

2장 요약

1 장내 미생물총이 심혈관 질환과 연관이 깊은 것은 이들이 심혈관계와 연관된 주요 장기와 밀접한 관계를 맺고 있어서이다.

2 장내 미생물총은 영양 성분의 신진대사와 밀접한 연관이 있기 때문에 적정 체중의 유지에서 중요한 역할을 담당한다.

3 장내 미생물총은 우리 몸의 군대에 비유할 수 있으며, 따라서 주인인 사람이 어떤 건강 행태를 보이느냐에 따라 그 구성과 질이 달라질 수 있다.

4 유산균 제제로 불리는 프로바이오틱스나 프리바이오틱스가 심혈관 질환의 보이지 않는 위험에 대한 효과적인 방어막이 될 것인지에 대해서는 아직 증거가 불충분하다.

3장   심박수로 심혈관 질환을 알아차린다

그림 3-1에서 알 수 있듯이 동물들의 평균 수명은 안정시 심박수와 반비례한다.(단, 이 그래프에서 사람은 예외인데, 사람의 심박수에서 유추할 수 있는 수명은 동물들에게서 보이는 상관관계의 수식을 벗어나기 때문이다.)[1]

이렇게 심박수가 수명과 연관이 있는 것은 대사 속도가 심박수와 연관이 있는 것이 주요 원인이지만, 심방 조직의 전기 활성에 미치는 유전적 영향, 자율 신경 활동, 염증 반응 등 다양한 원인도 심박수와 수명을 연관 짓고 있기 때문이다.[2]

심박수, 정확히는 안정시 심박수와 심장 좌심실의 혈액 방출 부피는 적절한 심박출량을 제공하기 위해 서로 긴밀히 연결된다. 그러니까 두 요소 중 하나가 어그러지면 나머지도 보상 작용에 의해 무리를 하게 되고, 연이어서 어그러질 수 있다. 좌심실 기능이 약화되어 심부전으로 빠지는 초기에 보상적으로 안정시 심박수가 증가할 수 있다.[3] 신체가 보상 작용으로 오래 무리한다면, 심혈관 질

그림 3-1 **동물들의 분당 심박수와 수명 간의 관계**

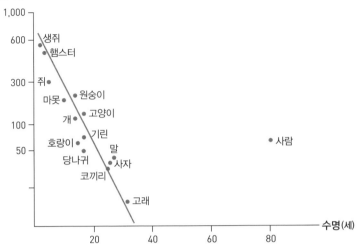

환을 일으키는 원동력이 우리 신체의 한계선을 넘게 될 것이고, 이에 따라 심장병이라는 적군이 물밀듯이 침입해 올 것이다.

안정시 심박수 증가와 심혈관 질환과의 관계

놀라거나 걱정되는 일이 있고, 스트레스를 많이 받으면 가슴이 두근거린다. 이것은 외부 환경이 위험한 상황으로 변했다고 판단했을 때, '전투−회피 fight or flight' 반응을 일으키는 교감신경 (우리 뇌에 "비상, 비상" 하고 외치면서 만반의 태세를 준비케 하는 신경)이 활성화되었기 때문이다. 반대로, 휴식을 통해 부교감신경이 활성화되면 심박수는 분당 70회 이하가 되어 가슴이 진정된다. 대표적인 부교감신경 중 하나가 미주신경이다.

과한 신경 내분비적 활성화가 오래 지속된다면 안정시 심박수가 증가하기 마련인데, 심박수 증가가 심혈관 질환들의 위험에 어떤 영향을 미치게 되는 것일까?

미국 존스 홉킨스대학 연구팀은 안정시 심박수가 당뇨, 혈압과는 별개로 심부전 위험에 관여할 것이라고 가정하였다. 그리고 안정시 심박수가 증가하면 심장 기능 악화를 알 수 있다고 가정하였다. 그런 후에 심혈관 질환이 없었던 5천 명의 성인들을 7년 동안 추적 관찰하였다.

심박수가 1분당 1회 증가할 때마다(10회가 아니다.) 심부전이 생길 가능성은 4%씩 늘어났다!! 그리고 안정시 심박수의 증가는 심박출량이 줄어들어 심장 기능이 떨어지는 것과 연관이 깊게 나타났다.[4] 이렇게 늘어난 심박수는 동맥 혈관에 스트레스를 주게 되는데, 심혈관 질환의 위험성을 높이는 이유로는 크게 두 가지, 교감신경의 지나친 활성화(이는 면역계에 과부하를 주어서 건강에 이상을 가져다준다.)와 동맥경화반이 쉽게 형성되게 하는 작용 때문이다.[5]

심장이 필요로 하는 산소의 수요와 공급 간의 불균형이 심근경색의 기본 병인으로 알려져 있는데, 안정시 심박수는 산소의 수요와 공급 두 요소에 모두 중요한 요인이 된다. 실험 연구에 의하면 심장이 일하는 양에 변화가 없더라도 심박수가 증가한다면 산소 요구량이 같이 증가한다. 즉 심박수가 올라가면 자원의 요구량이 쓸데없이 증가할 수 있다는 이야기다.[6]

그림 3-2 심박수 증가와 동맥경화 개요

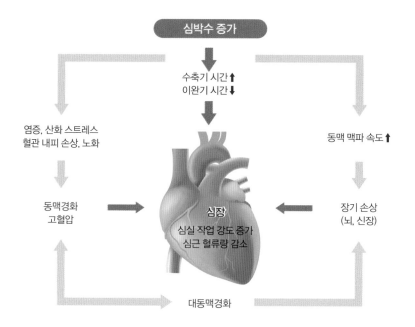

심장이 움직이는 데는 혈액이 들어차야 되는 확장기와 혈액을 혈관으로 쥐어짜는 수축기가 번갈아가며 일어나는데, 이 심장 주기에서 확장기가 차지하는 비율은 심박수가 감소함에 따라 증가한다. 즉 심박수가 감소하면 확장기의 시간이 더 늘어나서 심장에서 뿜어내는 피의 양이 충분해져 심장 기능이 개선됨을 뜻한다. 반대로 관상동맥 질환을 앓는 환자에게 심장 박동기를 이용하여 심박수를 인위적으로 늘리면, 관상동맥 혈관이 수축하여 산소가 제대로 공급되지 못하게 된다.[7] 정리하자면, **그림 3-2**와 같이 심박수의 증가는 크게 세 가지, 즉 심장 자체(심장에 혈액이 차게 하는 이완기 시간은 줄이

고 혈액을 뿜어내는 수축기 시간은 늘려서 장기적으로 심박출량의 감소를 가져오고 심장에 부담을 주어 비대해지게 한다. 이것은 마치 수영을 할 때 근육이 긴장되어 팔을 휘두르는 스트로크 동작을 짧게 가져가서 자세는 굳고, 팔의 힘이 물로 제대로 전달이 안 되는 초보 자세와 같은 것이다.), 혈관(혈관 내피의 손상과 함께 산화 스트레스를 주어 염증을 야기하여 동맥경화를 유발함), 부정맥(맥박을 불규칙하게 함으로써 심장 기능에 중요한 칼슘 농도를 조절하는 단백질의 합성과 활동을 저하시킬 수 있음.)에 악영향을 미침으로써 혈관에 문제를 일으키는 것이다.

　개를 이용한 동물 실험들을 살펴보면, 심박수는 심근 허혈을 일으키는 중요한 요소일 뿐만 아니라, 허혈이 심각한 부정맥까지 만들어내는 데 큰 영향을 미쳤다. 심박수가 낮았던 개에 비해서, 심박수가 높은 개에게 심근경색이 오면 심방세동이나 심실빈맥 같은 치명적인 부정맥을 같이 불러일으킬 가능성이 높았던 것이다.[8]

　높아진 심박수가 동맥경화를 일으키는 것은 체내 염증이 증가하는 것과도 연관이 깊다.[9] 앞서 염증에 대해 언급한 내용을 상기하면 이 둘 사이의 연관성이 얼마나 심혈관 질환의 위험성을 올리는지 잘 알 수 있을 것이다.

　그렇다면, 증가한 심박수는 실제로 총 사망률이나 심혈관 질환의 사망 확률을 얼마나 올리는 것일까?

　덴마크에서 심혈관 질환이 없었던 3천여 명의 남성을 모아서 16년 동안 추적 관찰한 연구를 살펴보면 심박수는 심혈관 질환에 의한 사망 위험의 증가와 밀접한 연관이 있었다. 심박수가 분당 50

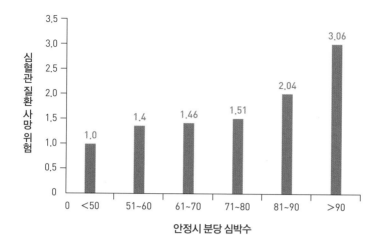

그림 3-3 안정시 심박수와 심혈관 질환 사망 위험의 증가도

회 미만인 사람에 비해서 90회를 초과한 사람에게서 심혈관 질환으로 인한 사망이 3배 이상 많았다.[10](그림 3-3)

중국 칭다오대학 연구팀은 124만여 명의 자료가 담긴 연구들을 모아 심박수의 증가가 심혈관 질환에 의한 사망률에 미치는 영향에 대해서 종합 분석해 보았다. 분당 10회씩 심박수가 증가할수록 심혈관 질환 사망률은 8%씩 증가하는 용량-반응 관계를 보였다. 이러한 관계는 분당 45회부터 시작되었으며, 분당 90회 이상인 사람들에게서 그 정도가 급격히 상승하였다.[11]

심박수와 심혈관 질환의 조절

고혈압이나 심부전 환자들이 복용하는 약의 대표적인 두 가지가 베타-차단제와 칼슘 채널 차단제라는 약인데, 이 두 약은 심박

그림 3-4 **심박수를 낮추는 약인 베타 – 차단제 복용시 심박수 감소에 따른 사망률 감소[12]**

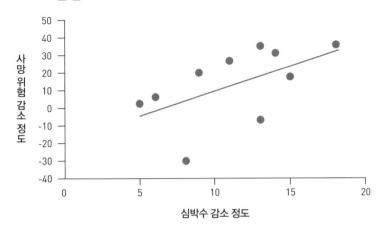

수를 낮추어주는 효과가 있다.

베타-차단제가 심박수를 낮춤으로써 급성 심근경색의 경과를 좋게 하였다는 연구 결과들은 이미 30여 년 전에 나왔다. 노르웨이 배룸Baerum 병원 연구팀은 가슴 통증이 발생한 지 12시간 내에 베타-차단제를 투여하여 심박수를 분당 15회 이상 낮추었을 때, 심근경색의 크기가 25~30%까지 줄어든 것을 발견하였다. 그러나 심박수를 분당 8회 이상으로 낮추지 못한 경우, 심근경색의 크기가 줄어들지 못하였으며, 어떤 경우는 오히려 더 커진 결과를 얻어냈다.

심근경색이 나타난 후 베타-차단제를 복용한 경우의 사망률 변화는 그림 3-4 그래프와 같았다. 그래프를 보면 심박수를 줄여나갈수록 사망률의 감소(세로축에서 증가하는 양상)가 용량-반응 관계로 이루어짐을 알 수 있다. 칼슘 채널 차단제에서도 비슷한 양상이 나타났다.

그렇다면 심박수는 심혈관 질환의 위험성을 높이는 독립 지표인가, 아니면 다른 요인들을 반영하는 부수적인 현상일 뿐인가?

사실 심박수는 심혈관 질환의 또다른 위험 또는 보호 인자들과 연관이 깊다. 일례로, 증가한 심박수는 심폐 기능의 악화와 연관이 깊다. 미국 스탠퍼드대학교 연구팀이 6,200여 명의 남성들을 러닝 머신에서 뛰도록 한 다음 심폐 기능을 측정하였다. 6년 동안 진행된 연구에서 심혈관 질환이 있었던 사람이든 없었던 사람이든 심폐 기능 정도가 높은 것이 낮은 사망률과 가장 연관이 깊었던 요소(물론 나이를 제외하면)였다. 결국 심박수가 높아지는 것은 그 자체가 원인이 된 것이 아니라, 심폐 기능의 약화를 나타내는 표식으로서 사망률이 높아지는 것과 연관된 것이었다.

안정시 심박수는 중간 강도 이상의 운동을 시행하는 사람이나 스포츠 활동에 잘 참여하는 사람들에게서 안정적으로 낮게 유지된다. 하지만 높은 심박수는 고혈압, 고콜레스테롤혈증, 당뇨, 인슐린 저항성, 그리고 과체중 같은 다른 심혈관 질환의 위험 인자들과 같이 나타나기 일쑤다.[13] 이 사실들은 심박수가 다른 요인들을 반영하는 부수적인 현상일 가능성을 제시하는 것이다.

그렇기는 하지만, 최근 연구들에서 심박수는 심혈관 질환의 다른 위험 요소들과는 별개로 심혈관 질환 사망률을 올리는 결과를 보여주었다. 사실 동방 결절sinoatrial node(심장 수축의 흥분을 일으키고 심박수의 조정 작용을 함)에서 나오는 전기 신호의 시작은 주로 자율

신경계의 활동에 따라 결정된다. 따라서 심박수는 교감신경 활동 또는 자율신경 불균형과 직접적인 관련이 있다. 다른 심혈관 질환 위험 인자들의 영향을 받기는 하지만, 심박수 자체가 독립적인 심혈관 질환의 조절 요소가 될 수 있는 것이다.

심박수를 어떻게 안정된 상태로 낮출 것인가?

심박수가 심혈관 질환의 위험성과 연관이 있는 것은 성인에게만 해당되는 이야기가 아니다. 브라질 연구팀이 청소년(14~19세) 4,600여 명을 조사한 결과, 남학생은 복부 비만, 좌식 생활, 운동 부족, 그리고 고혈압이 높은 심박수와 연관이 있었으며, 여학생은 고혈압이 심박수 증가와 관련이 있었다. 그리고 심혈관 질환 위험성이 높은 학생 남녀는 모두 평균 심박수가 분당 10회 이상 더 높게 나타났다.[14]

그렇다면 빨라진 심박수를 어떻게 하면 낮출 수 있을까? 현재까지 특별한 질환 없이 심박수만 증가한 사람에게 약을 투여해야 하는 근거는 충분하지 않다. 다만, 심박수가 증가한 대신 만성 질환 없이 건강한 사람들은 술, 담배, 카페인 등 심박수를 늘릴 수 있는 것들을 멀리하고, 규칙적인 유산소 운동을 함으로써 체중을 적절히 유지하는 것이 중요하다. 그리고 심혈관 질환이 이미 있으면서 심박수가 빠른 사람들은 해당 질환에 대한 치료를 잘 받되, 심폐 능력을 높이도록 유산소 운동을 규칙적으로 하는 것이 중요하다.

또한, 어떤 운동이 심박수를 낮출 수 있는지 참고가 될 만한 문헌들을 살펴보았을 때, 지구력 운동과 요가가 남녀 모두에서 심박수를 줄여주었다.[15]

대개 교감신경은 전투 태세를 갖추게 하기 때문에 심박수를 높인다. 그리고 부교감신경은 몸을 이완시켜주어서 심박수를 낮추어준다. 평상시에 흥분을 가라앉히고 안정된 상태로 훈련에 임하는 것이 심혈관 전쟁에 대비하는 올바른 자세이므로, 부교감신경을 앞세워 심박수를 낮추는 것이 이에 합당하다. 여기에 중요한 역할을 하는 대표적인 부교감신경 중 하나가 미주신경이다. 미국에서 관상동맥 질환 환자들을 두 그룹으로 나누어 약 4개월간 임상 실험을 진행하였다. 한 그룹은 초월 명상transcendental meditation을 시행하고 다른 한 그룹은 건강에 대한 교육만 시행하였다. 명상 그룹은 대사증후군의 구성 요소 중 수축기 혈압, 인슐린 저항성, 미주신경의 활동성이 개선되었다.[16]

충분한 수면 또한 심박수의 안정화에 도움을 줄 수 있다. 노르웨이 성인 남녀 5만여 명에게서 잠에 들기 어렵거나 잠에서 일찍 깨는 등 수면에 문제가 있을 때, 심박수가 증가하는 것이 관찰되었기 때문이다.[17]

적정 체중의 유지 또한 심박수 안정에 중요하다. 브라질에서 젊은 남녀를 비만 그룹과 정상 체중 그룹으로 나누어서 비교한 결과, 비만이면 혈압은 물론이고, 안정시 심박수도 증가하는 양상을 보였다.[18] 이는 자율신경계 기능 부전으로 인한 것으로 보이며, 교감신경계 활동은 증가하고, 부교감신경계 활동은 감소한 결과로 나타난 것이다.

3장 요약

1 증가된 안정시 심박수는 총 사망 확률을 증가시키며 여러 심혈관 질환과 관련이 있다.

2 심박수 증가는 염증 수준의 증가, 동맥경화반 형성의 용이, 교감신경의 과활성화 등의 기전을 통하여 심혈관 질환의 발생과 사망을 증가시킬 수 있다.

3 심박수를 낮추기 위해서는 걷기 운동 등 유산소 운동을 규칙적으로 한다.

4 심박수를 안정적으로 낮추기 위해서는 7~8시간 충분한 수면을 취한다.

5 적정 체중을 유지하여 심박수를 안정적으로 낮춘다.

6 요가나 명상 또한 심박수의 안정적인 조절에 도움이 될 수 있다.

4장 심혈관은 다른 장기들과 유기적으로 연결되어 있다

심혈관 질환이 심장이나 혈관이 잘못되었을 때만 나타나는 것은 아니다. 신경계와 내분비-호르몬계를 빼놓을 수 없기 때문이다. 이 기관들은 각각 자율신경 반사와 호르몬 분비 작용을 통해 혈압과 맥박을 조절한다.

심혈관계와 신경계

심장은 상부흉추의 중간외측척수intermediolateral에서 유래된 교감신경과 연수medulla에서 유래된 미주신경에 의한 부교감신경으로부터 동시에 조절을 받는다.[1]

중추 신경계에서 뻗어 나오는 교감신경은 혈관 운동 유지에 중요한 역할을 담당한다. 그리고 압력 반사에 의한 혈압 조절 이외에도 신진대사와 신장 기능 조절이라는 생리적 과정에도 관여한다. 하지만 이 교감신경이 과도하게 활성화되면 고혈압, 혈관 내피세포의 기능 부전, 신체 대사 저해, 신장 기능 저하를 가져다주어 심혈

그림 4-1 대사계, 호르몬계, 신경내분비계의 심혈관계 조절[2]

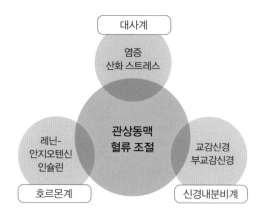

관 질환에 걸리기 쉽게 된다.[3]

예를 들어 스트레스 반응이 과다하게 되면, 전두엽 피질prefron-tal cortex의 활동은 억제되고, 편도체amygdala의 활성화가 이루어져서 교감신경을 자극하게 된다. 그러면 심장의 혈액 방출을 일시적으로 높이기 위해 심박수를 높인다. 이는 전투 준비 태세인 투쟁-도피 반응fight-or-flight response을 야기한다. 이에 따라 시상하부-뇌하수체-부신HPAA(hypothalamus-pituitary-adrenal axis)이라는 내분비계도 활성화되는데, 먼저 시상thalamus에서는 흥분을 불러일으키는 노르에피네프린norepinephrine을 분비시킨다. 이는 뇌하수체-부신을 통하여 스트레스 호르몬인 에피네프린epinephrine과 코르티솔cortisol을 분비하게 한다.[4]

교감신경 축과 HPA 축의 활성화는 급성 스트레스를 해결하는 데에는 도움을 주겠지만, 장기간 지속되면 문제가 생긴다. 또한 교

그림 4-2 **교감신경 과활성화로 인한 심혈관 기능 장애와 동반 질환의 발생[5]**

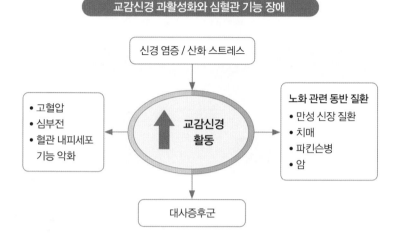

감신경에 의해 분비된 스트레스 호르몬인 코르티솔은 도파민 생성을 억제하고, 체내 세로토닌 생산도 감소시킨다. 두 호르몬의 감소는 행복하고 즐거운 기분을 저 멀리 날려버리고, 신체 활동이 우리에게 주는 감흥마저 빼앗아간다.[6]

신경계의 역할이 신경에만 국한되는 것은 아니다. 바로 신경세포에서 분비되는 단백질인 신경 영양 인자Neurotrophins가 심혈관계 관리를 담당하는데, 이 물질은 심혈관과 우리의 기분을 연결시켜준다. 대표격이 뇌유래 신경 영양 인자Brain-derived neurotrophic factor, BDNF이다. BDNF는 혈액-뇌장벽을 통과하여 혈관으로 이동하며, 혈관 내 혈소판에 저장되어 말초 혈관에도 존재하게 된다. BDNF

그림 4-3 **심혈관계 및 정신 병리에 영향을 미치는 신경 영양 인자의 역할**[7]

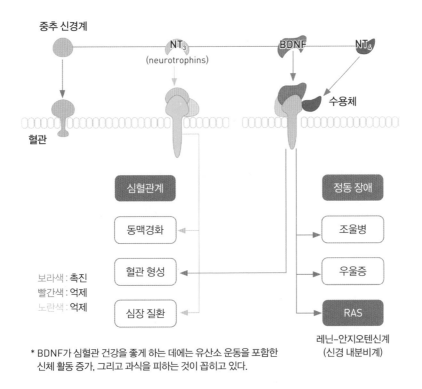

보라색 : 촉진
빨간색 : 억제
노란색 : 억제

* BDNF가 심혈관 건강을 좋게 하는 데에는 유산소 운동을 포함한
신체 활동 증가, 그리고 과식을 피하는 것이 꼽히고 있다.

는 혈관 반응성에 영향을 미쳐 혈관이 새로 만들어지는 데 중요한
역할을 담당한다.

심혈관계와 내분비계 호르몬 분비

만성적인 기립성 스트레스가 몸에 가해지면 신장에서 혈액 관
류량의 변화가 감지되고 체액량을 증가시키기 위해서 레닌-안지오

그림 4-4 **혈압과 체액량을 조절하는 레닌-안지오텐신 시스템(RAS)과 바소프레신 시스템[8]**

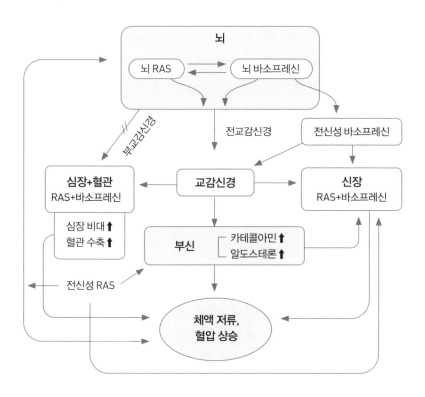

텐신 계Renin-Angiotensin-System: RAS가 작동하게 된다. 이는 바소프레신vasopressin이라는 또다른 호르몬과 상호 작용을 하는데, 심혈관계의 조절뿐만이 아니라 신진대사·스트레스·감정 조절, 염증 반응 관리 등의 다양한 역할을 떠맡고 있다. RAS는 **그림 4-4**와 같이 뇌, 뇌와 연결된 교감신경, 신장에 주로 분포하면서 심혈관계도 같이 조절한다. 심장 근육에는 레닌-안지오텐신을 받아들이기 위한 수

용체가 많이 분포되어 있다. 특히 이 수용체들은 관상동맥 내피세포와 심장 섬유아세포에 가장 많이 존재하여 뇌신경과 신장으로부터 RAS를 심혈관계로 받아들일 수 있다.

RAS의 가장 큰 역할은 혈압을 조절하는 것인데, 이는 심혈관계에 직접 작용하는 경로와 자율신경계, 내분비 인자, 물-전해질 균형을 통한 간접적인 경로를 이용한다. 안지오텐신이 과하게 작용하면 혈관, 심장, 그리고 신장에 염증을 증가시킨다.[9]

심혈관계와 신경계·내분비계의 상호 작용

교감신경계의 활동이 강화되고 부교감신경의 활동이 둔화되어 심혈관계의 조절이 깨지는 것은 고혈압과 심부전의 특징적인 증상이다. 그런데 이 신경계가 앞서 설명한 내분비계와 서로 연결된다. 교감신경의 자극은 신장에서 레닌의 분비를 촉진시킨다. 반대로, 안지오텐신은 중추 신경계의 교감신경을 과활성화시킨다. 또한 부교감신경의 대표격인 미주신경에는 안지오텐신 수용체가 있다. 서로 여기저기서 얽혀 있는 셈이다.

신경계와 내분비계의 상호 작용이 심혈관에 영향을 미치는 또 다른 좋은 예는 앞서 신경계에서 분비되는 BDNF와 RAS와의 연관성이다. 기분 장애뿐만 아니라 치매 또한 BDNF와 연관이 깊은데, 고혈압 환자들은 인지 저하의 위험에 더 많이 노출되어 있다. 그런데 RAS에 관여하는 항고혈압 약을 투여하면 해당 고혈압 환자의 신경성 염증과 기억력 저하가 개선될 수 있다.

그림 4-5 **중추 신경계 외부 장기에서의 세로토닌의 효과**

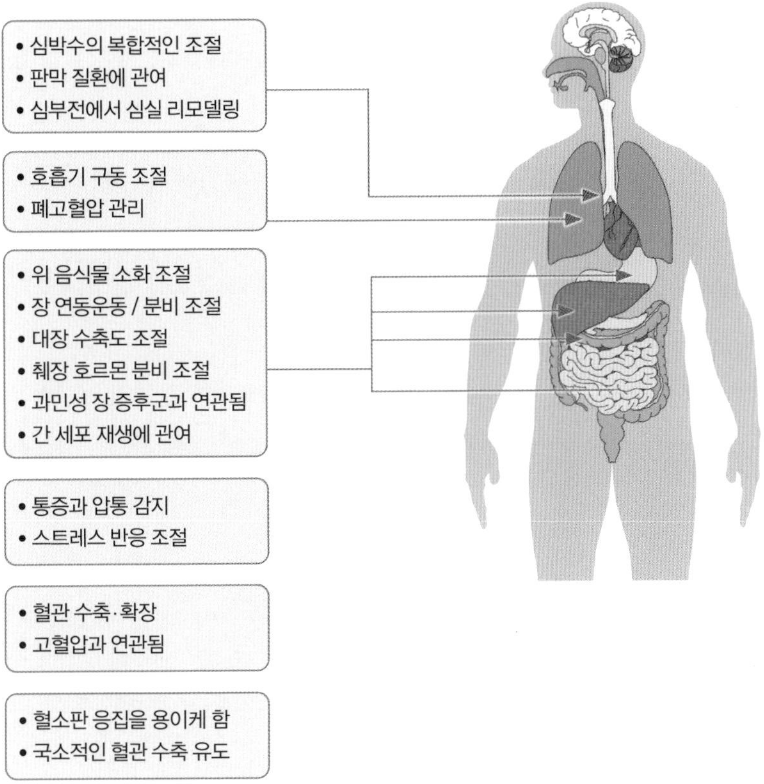

- 심박수의 복합적인 조절
- 판막 질환에 관여
- 심부전에서 심실 리모델링

- 호흡기 구동 조절
- 폐고혈압 관리

- 위 음식물 소화 조절
- 장 연동운동 / 분비 조절
- 대장 수축도 조절
- 췌장 호르몬 분비 조절
- 과민성 장 증후군과 연관됨
- 간 세포 재생에 관여

- 통증과 압통 감지
- 스트레스 반응 조절

- 혈관 수축·확장
- 고혈압과 연관됨

- 혈소판 응집을 용이케 함
- 국소적인 혈관 수축 유도

심혈관계와 다른 장기를 아우르는 신경전달물질 – 세로토닌

우울증이나 양극성 장애 같은 기분 장애에 시달리는 많은 사람들이 과민성 장 증후군 같은 장 질환을 같이 앓는다. 그런데 우울증이나 불안증은 세로토닌 부족이 주요 기전 중 하나다.[10] 신체 내의 세로토닌 중 90% 정도가 소화기 내에 존재한다. 그러니까 많은 사람들이 위장관이 탈이 나면 정신적으로 처지거나 불안해지는 증상을 같이 겪으며, 그 반대도 마찬가지다. 중요한 것은 세로토닌이 심혈관, 폐의 조절에도 관여한다는 것이다. 그림 4-5를 보면 세로토닌이라는 물질이 얼마나 많은 장기의 기능을 담당하는지 잘 알 수 있다.[11]

세로토닌이 심혈관 기능에 어떤 영향을 미치는지 집중해보자. 세로토닌은 심박수를 조절해주며, 혈관 수축·확장을 상황에 맞게 조절한다. 호흡 기능을 조절함으로써 폐동맥 고혈압을 방지해준다. 또한 시상하부-뇌하수체-부신 축HPA axis : A Hypothalamic-Pituitary-Adrenal Axis을 조절하여 스트레스 반응을 조절함으로써 심혈관계를 보호해줄 수 있다.

심혈관계와 소화계·신경계·내분비계의 상호 작용

GABA 감마 아미노낙산의 균형이 이루어져야 기분 조절이 제대로 이루어져 불안·우울이 폭발하지 않는다. 그런데 장내 미생물이 자연적으로 GABA를 만들어낸다. 그림 4-6은 장-뇌 축이 서로 소통하는 경로를 보여주고 있다.[12] 이를 통해 세로토닌을 분비하고 이어지는 내용인 미주신경의 원활한 작용에도 관여한다.

① 장내 미생물은 장 세포가 신경 신호 전달 물질을 방출하도록 GABA를 분비한다. 이는 장내 신경계, 중추 신경계, 말초 신경계 모두에서 일어난다.

② 장내 미생물은 짧은사슬 지방산을 분비하는데, 이는 신경

그림 4-6 장-뇌 축에 따른 신호 전달 경로

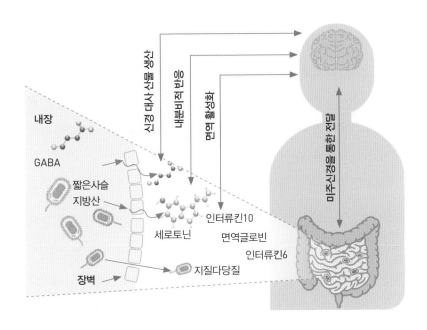

내분비 세포로 하여금 아미노산을 세로토닌으로 변환하게 한다.

③ 미주신경을 따라 장과 뇌 사이에 정보가 교류한다. 중추 신경계의 신호는 장의 기능에 영향을 줄 수 있으며, 거꾸로 장내 미생물은 미주신경을 통해 장내 운동 및 구성에 대한 정보를 중추 신경계로 전달할 수 있다.

심혈관계와 미주신경 – 뇌에서 각 기관으로 뻗어나가는 고속도로

위장관은 자체 기관 내에 신경 조직을 가지고 있다. 그런데 중추 신경계 또한 위장관 기능을 조절함으로써 외인성 장 신경계의 역할을 수행한다. 머리와 장이 신경으로 연결되는 것이다. 중추 신경계 중에서 교감신경은 주로 장 근육과 장 점막에서의 소화액 분비를 억제(긴장과 스트레스를 받으면 때때로 '체한다'고 하는 것의 이유이다.)하며, 이때 혈관 수축을 통하여 위장관 혈류 또한 줄인다. 반대로, 중추 신경계 중 부교감신경은 위·장·췌장의 소화 기능에 대해 흥분 내지 억제성 조절을 균형 있게 가져감으로써 복잡한 항상성 작용을 수행한다.[13]

이 신경은 뇌의 가운데 부분인 숨뇌(연수)에 뿌리를 두고 목 부위의 내경정맥과 내경동맥 사이를 지나 심장, 췌장, 폐, 위장관 등의 여러 내장 기관에 가지를 분포시킨다. 따라서 미주신경은 장의 생리를 조절할 뿐만 아니라 심혈관, 호흡계, 면역계와 내분비 기관까지 조절한다.[14] 그런데 대표적인 식욕 촉진 호르몬인 그렐린ghrelin은 미주신경의 활동을 방해하며, 식욕 억제 호르몬의 대표 주자들인 CCK cholecystokinin(콜레시스토키닌)이나 렙틴leptin의 효과를 희석시킨다.[15]

결론적으로 소화관 내 신경 호르몬에 대한 미주신경의 반응성은 비만이나 고지방 식이에 의해 방해를 받게 된다. 이미 비만 상태에 빠진 경우 미주신경의 활동성이 떨어지는 현상이 관찰되었으며, 동물 실험에서 고열량 고지방 식이로 비만을 유도하면 미주신경의 활동성이 감소했다.[16]

장내 미생물 또한 미주신경을 통해 장-뇌 축으로서 두 장기를 이어주는 가교 역할을 수행한다. 비만 환자에게 의간균 군사들은 적고, 후벽균 군사들이 많다고 한 것을 기억하는가? 이에 더해서 내독소에 해당하는 지질다당류LPS: lipopolysaccharide 또한 비만 환자에게서 증가한다. 이는 식욕 억제 호르몬인 렙틴에 대한 저항성을 유발하는데, 이 경로가 미주신경을 통해서 이루어진다.[17]

염증 또한 미주신경과 연관이 많다.[18] 앞에서 보았듯이 염증은 심혈관 질환의 주요 공통 기전 중 하나다.

많은 연구들이 심혈관 질환에서 미주신경의 중요성과 그 보호 효과에 대한 내용을 다루고 있는 것은 어찌 보면 당연한 일이다. 미주신경 절단술vagotomy은 위산 분비를 감소시키고, 십이지장 궤양을 치료할 목적으로 시행된다. 덴마크에서 25년 동안 조사한 연구에서 미주신경 절단 수술을 받은 사람들이 뇌혈관 질환에 더 많이 걸렸다.[19]

이렇게 소화계, 면역계, 내분비계, 심혈관계 등의 여러 기관과 촘촘히 연결된 것이 미주신경으로 대표되는 부교감신경이므로, 심혈관 질환에 맞서 건강을 증진시키려면 이 신경부터 활성화시키는 것이 순서일지도 모르겠다.

심혈관 질환과 다른 주요 만성 질환과의 연관성

심혈관이 여러 장기들과 연결되었다면 다른 만성 질환들과도 연결될 것이다.

1. 심혈관계와 뇌의 연결 고리 : 치매로 가는 지름길

인지 저하는 뇌의 문제에서만 시작되는 것은 아니다. 인지 저하는 뇌 부피 감소와 연관이 있는데, 50세 이상의 미국 성인들을 7년간 조사한 연구 결과를 살펴보자. 과음과 당뇨는 뇌 전체 부피 감소와 연관이 있었고, 담배와 당뇨는 뇌에서 이루어지는 기억의 저장과 감정·사회적 행동을 담당하는 부분의 부피 감소와 관련이 있었다. 또한 술과 담배는 기억을 저장하고 새로운 것을 학습하는 해마hippocampus의 위축과 연관이 있었다. 심혈관 전쟁에 대한 준비가 소홀하면 뇌의 문제까지 일으킬 수도 있다.[20]

심혈관 건강을 이야기하면서 왜 치매 이야기를 꺼낼 수밖에 없을까? 25여 년 전에 치매의 기전을 설명하기 위해 '뇌 혈관 기능 부전'(동맥경화로 인해 뇌 대사를 원활하게 해주는 혈류량 공급이 감소하여 신경세포 파괴를 가져다주는 현상이 치매를 일으킨다는 것) 개념이 대두되었다. 이는 아밀로이드 플라크 형성과 신경 섬유의 엉킴이 치매의 주 기전이라는 '신경 퇴행성 병리' 개념에 밀렸다가, 인지 저하에 미치는 심혈관 인자들이 하나씩 확인됨으로써 다시 치매의 주된 기전 중 하나로 인정받게 된다.[21]

뇌졸중이 심하면, 가볍게 온 경우보다 최고 4배까지 치매의 위험이 치솟는다.[22] 반대로, 후천적인 습관을 개선시켜서 심혈관 질환을 예방하는 것이 치매 유병률을 같이 떨어뜨린 결과로 연결되기도 한다. 돌 하나를 던져 두 마리 토끼를 잡는 셈이다.[23] 신경 혈관 단위neurovascular unit의 개념은 뇌세포와 혈관 구조 간의 상호 작용,

그림 4-7 **인지 장애에서 신경 혈관 기능 장애의 병리학적 모형**

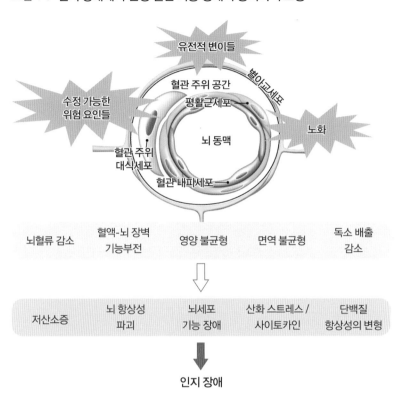

손상에 대한 공통된 기전을 잘 나타내는데, 그림 4-7로 설명될 수 있다.[24]

혈관성 치매는 전체 치매의 10% 정도에 불과한 것으로 알려져 있으나, 뇌혈관 질환과 허혈성 손상은 알츠하이머 치매에서도 발견되는바, 신경 퇴행성 변화에 심혈관 건강이 미치는 영향은 이보다 훨씬 더 클 수 있다. 실제로 전측두엽 치매의 61%, 그리고 알츠하이머병의 80%가 혈액 순환 문제와 연결된 것으로 나타났다.[25] 따라

그림 4-8 혈관 위험 인자와 치매 병리 사이의 상호 작용[26]

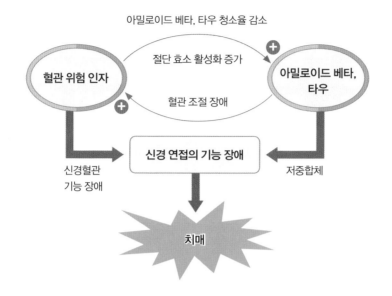

서 심혈관 건강 유지가 치매 치료와 예방의 유일한 길일 수 있다.[27]

뇌의 혈액 순환은 알츠하이머병 초기부터 감소하며, ① 아밀로이드 베타 제거 감소와 생성 증가 ② 신경계 염증 유발 ③ 신경 기능 장애를 통해 치매로 가는 길을 롤러코스트처럼 가속화시킨다. 그리고 아밀로이드 베타는 신경세포와 그 사이의 연결 고리인 시냅스 외에도 혈관 내피세포와 평활근세포에도 독성을 나타낸다. 따라서 아밀로이드 베타 생성 증가는 혈류 장애를 더욱 일으키는 악순환의 고리를 형성함으로써 치매의 길로 접어들게 만든다.

2. 건강한 심혈관은 건강한 정신으로부터

닭이 먼저냐 달걀이 먼저냐일 수 있지만, 심혈관과 정신이 상호 작용을 하는 것은 틀림없다. 뉴질랜드 오타고대학 연구팀이 19개 나라 214만여 명을 대상으로 우울증, 공황 장애, 외상 후 스트레스 증후군, 알코올 증후군 등 여러 정신 질환이 심장 질환의 발생과 연관이 있는지 알아본 결과, 각 정신 질환은 1.5~2.5배의 높은 확률로 심장 질환의 위험성을 증가시켰다. 더욱이 심장 질환의 발생은 정신 질환 개수에 비례하여 늘어났다.[28]

이렇게 우울증이 뇌졸중과 연관되는 이유는 무엇일까? 첫째, 우울증은 교감신경의 과활성화, 시상하부-뇌하수체-부신축 조절의 저하 등으로 설명되는 신경내분비적인 장애를 가져온다. 두 번째, 우울증은 염증을 불러일으키며, 이는 뇌졸중과도 직결되는 문제이다. 마지막으로 우울증은 뇌졸중을 같이 불러일으킬 수 있는 나쁜 건강 습관들을 몸에 배게 한다. 흡연, 과음, 신체 활동 부족, 비만이 좋은 예들이며, 우울증이 심할수록 습관은 더 나빠진다.[29]

3. 비알콜성 지방간과 심혈관

간과 심혈관계도 연결되어 있다. 비알콜성 지방간은 전 세계 사람 4명 중 1명이 걸리는 질환이다. 그리고 이 병은 그림 4-9와 같은 연결 고리로 심혈관 질환의 위험 요인이 된다.

비알코올성 지방간은 당뇨의 위험을 2~4배까지 올린다.[30] 심혈관 전쟁에서 패배할 확률을 2배 가까이 올리는 것은 자연스럽게 따라오는 결과다.[31] 만약 비알콜성 지방간을 진단받았다면 엄격한 식이 조절과 운동으로 적정 체중을 유지해야 함을 꼭 기억하자. 간

그림 4-9 **비알코올성 지방간이 심혈관 질환의 위험을 증가시키는 병태생리학적 기전[32]**

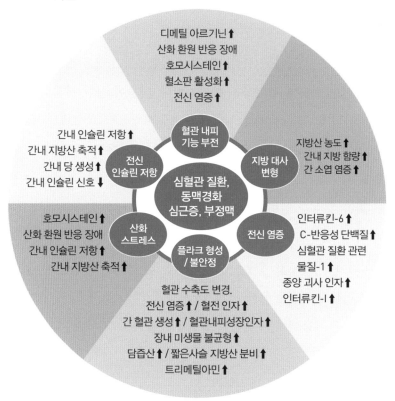

경화 외에 심혈관과도 직결되므로.

4. 치주와 심혈관계의 연결 고리

2011년 세계보건기구에서 당뇨를 포함한 심혈관 질환이 치주 질환과 연관이 있다고 공표하였다. 치아의 문제가 심혈관에까지 영향을 미친다고? 어떻게 그럴 수 있을까? 치주 질환의 주요 원인 중

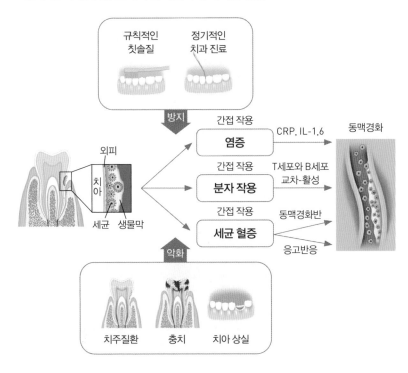

그림 4-10 **구강 위생 관리가 동맥경화에 미치는 영향**

규칙적인 칫솔질 / 정기적인 치과 진료

방지

간접 작용 | 염증 | CRP, IL-1,6 | 동맥경화

간접 작용 | 분자 작용 | T세포와 B세포 교차-활성

간접 작용 | 세균 혈증 | 동맥경화반 / 응고반응

외피 / 치아 / 세균 / 생물막

악화

치주질환 / 충치 / 치아 상실

하나는 병원균의 체내 농도가 치태dental plaque(치아 표면에 만들어지는 세균막. 치석의 전 단계) 내에서 증가하는 것이다. 이 병원균은 방대한 염증 반응을 일으킨다. 염증이 심혈관 질환의 주요 기전이므로, 구강에 국한되지 않고, 몸 전체에 영향을 미치는 것이다. 치주 병균이 심낭액, 심막, 심장 판막 및 동맥경화 병변 등 심장 혈관계의 여러 기관에서 검출되는 것이 우연이 아닌 것이다.[33] 치주 질환은 관상동맥 질환의 위험성을 15% 올린다.[34]

치아가 건강하지 못하면 심혈관 전쟁에서 무릎 꿇을 확률이 높

그림 4-11 심혈관 질환과 다른 만성 질환의 유기적 연결

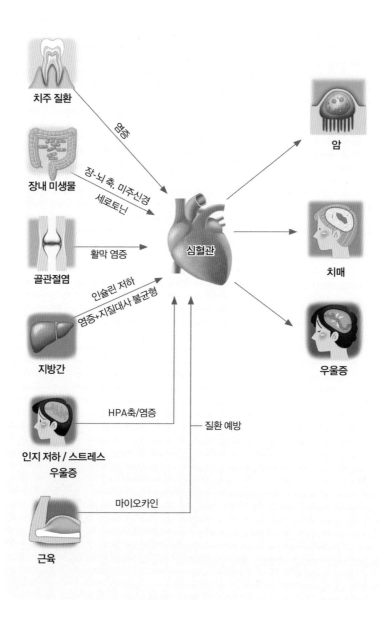

치주 질환

장내 미생물

골관절염

지방간

인지 저하 / 스트레스
우울증

근육

염증

장-뇌 축, 미주신경

세로토닌

활막 염증

인슐린 저하

염증+지질대사 불균형

HPA축/염증

마이오카인

질환 예방

심혈관

암

치매

우울증

아진다니, 반대로 제대로 관리한다면 승리할 가능성이 높아지지 않을까? 분당 서울대 병원 연구팀이 25만여 명을 10년간 조사한 결과, 충치와 치아 손실이 있는 경우 심혈관 질환의 발생이 증가하였다. 특히, 하루에 양치질을 0~1번 하는 경우에 비해서 2번은 13%, 3번 이상은 위험을 21% 낮추어주었고, 스케일링 등 치과 방문 치료를 1년에 1회 이상 받으면, 심혈관 질환의 위험에서 벗어날 확률이 14% 높아졌다.[35]

4장 요약

1 심혈관은 교감신경과 부교감신경으로 이루어진 신경계, 호르몬을 조절하는 내분비계와 합심하여 기능한다.

2 심혈관 전쟁을 준비할 때 신경계와 내분비계의 협력은 반드시 필요하다.

3 기분을 조절하는 신경전달물질인 세로토닌 또한 심혈관을 포함한 여러 장기의 기능과 관련되므로, 심혈관 전쟁 준비에 필수적인 연료가 된다.

4 소화계-신경계-내분비계가 합심하여 심혈관 전쟁에 대비할 수 있는데, 여기에 중심이 되는 것이 장내 미생물 부대다.

5 장-뇌 축을 이어주는 고속도로인 미주신경은 심혈관 건강에 핵심적인 신경계 구성 성분이다.

6 다른 장기에서 시작된 병이 심혈관 전쟁 패배의 빌미가 될 수 있으며, 반대로 심혈관 질환 자체가 다른 만성 질환을 일으킴으로써 건강 장수의 꿈을 앗아갈 수 있다.

5장 유전과 심혈관 질환의 관계

유전자라는 단어에 조금이라도 관심이 있는 사람이라면 누구나 읽었을 필독서가 있다. 바로 리처드 도킨스의 《이기적인 유전자》이다. 리처드 도킨스는, 인간은 유전자라는 이기적인 물질을 보존하기 위해 프로그램되어 움직이는 로봇 같은 생존 기계라고 주장한다. 그리고 인간의 행동은 유전자가 살아남고 계속 복제를 유지하기 위한 방향으로 조정된다고 하였다. 그렇다면 그 영향력이 심혈관 질환에도 발휘되는 것일까?

우선 유전자에 대해 간단히 짚고 넘어가보자.

① 염색체 Chromosome : 세포 내의 핵 nucleus에서 유전자 물질을 운반하는 세포 구조를 뜻한다. 대개 하나의 긴 DNA 분자와 그와 관련된 단백질로 구성되었다.

② DNA Deoxyribonucleic acid : 유전자의 본체로 이해하면 쉽다.

③ RNA Ribonucleic acid : 유전자 본체인 DNA가 가지고 있는 유

그림 5-1 **유전자의 발현 과정**

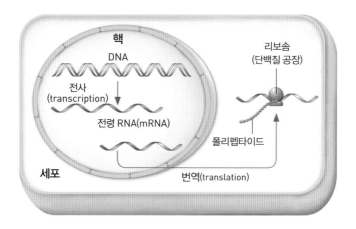

전 정보에 따라 필요한 단백질을 합성할 때 직접 작용하는 화합물이다. DNA를 사장, RNA를 부하 직원 정도로 이해하자.

췌장 세포에서 만들어져서 혈당 조절에 절대적인 힘을 발휘하는 인슐린이라는 호르몬을 예로 들어보자. 췌장 세포 핵 속 DNA에서 전사transcription 과정을 통해 전령 RNA(mRNA)를 만들어내고, 전령 RNA는 핵을 빠져나가 세포질 안에서 번역translation 과정을 거쳐 단백질 공장인 리보솜과 결합하게 된다. 리보솜에서는 유전자 부호를 해독하여 아미노산들을 결합 생산한다. 그리하여 최종적인 유전자 표현 산물인 인슐린이라는 단백질이 탄생하게 되는 것이다.

유전자가 선천적으로 심혈관 질환에 미치는 영향
오래전부터 당뇨병에 미치는 유전자의 영향은 익히 잘 알려져 있다. 형제 자매에게 제1형 당뇨병이 있다면 다른 가족에게서 같은 병이 나타날 확률은 5~10%인데, 일반 인구에서 발병될 확률이 0.1~0.4%이므로 최소 12배에서 100배까지 확률이 높은 것이다.[1] 일란성 쌍둥이의 경우, 이란성 쌍둥이에 비해 질환 발생의 일치 정도가 더 강하게 나타난다. 제2형 당뇨병도 이란성 쌍둥이의 경우 37%의 일치도를 보이는 데 반해, 일란성 쌍둥이는 50~92%의 일치도를 나타냈다.[2] 또한 1,000명 중 4명에게서 가족성 고콜레스테롤혈증이 나타날 수 있는데, 이 유전자를 가진 사람은 심혈관 질환에 걸릴 위험이 3배 증가한다.[3]

유럽의 경우 전체 인구의 6~8%가 당뇨병을 앓고 있는데, 이 중 90%가 제2형 당뇨병이다. 제1형 당뇨병에서 유전적 원인으로 설명될 수 없는 부분이 25% 정도밖에 안 되는 데 반해서, 제2형 당뇨병에서는 그 비율이 80%를 넘는다. 즉 비만이라든지 운동 부족 같은 후천적인 요인이, 전체 당뇨병의 대부분을 차지하는 제2형에서 유전적인 요인보다 더 큰 원인이 된다는 뜻이다.[4] 각 사람 간의 유전자 차이는 89%였으나, 지역이나 인종적인 차이는 9%에 그쳤다. 인종 간의 질환 차이를 살펴보는 것은 유전적인 측면이 아닌, 문화적 측면(후천적인 것이 습관화된 것)으로 바라보아야 한다는 뜻이다.[5]

영국에서 7개의 주요 만성 질환을 앓고 있는 사람들을 각 질환마다 2,000명씩 뽑은 후 3,000명의 대조군, 즉 질환이 없는 사람들의 유전자와 비교 분석했다. 이 방대한 연구 결과에 따르면, 총 24

개의 유전자 차이만 발견되었다. 심혈관 질환에 국한하여 보면 관상동맥 질환 1개, 제1형 당뇨병 7개와 제2형 당뇨병 3개가 해당되었다. 현재까지 심혈관 질환 발병 위험에 영향을 미치는 강력한 유전적 결정 요소를 찾지 못하였다는 뜻이다.[6]

후성유전학

후성유전체 epigenome는 생물학적 기록을 의미한다. 유전 정보를 담고 있는 DNA는 일생 변하지 않는다. 하지만 한 개인에게 노출된 환경은 유전자인 DNA에 비유전자적 '표지'를 남기고 이는 유전자 발현에까지 영향을 미칠 수 있다. 이는 인간이 변화하는 환경에 적응하고 생존할 수 있는 방법이다. 비록 이 같은 후성유전학적 변화는 짧은 시간에 진행되지만 그 흔적은 바뀌지 않고 수십 년 동안 유전자에 남아 전달될 수 있다.

후성유전학이 눈길을 끌게 된 것은 2005년 미국 워싱턴 주립대의 마이클 스키너 교수가 발표한 한 편의 논문 때문이었다. 임신한 쥐를 화학물질에 노출시키자 태어난 쥐들의 고환이 비정상이 되었다. 그런데 이 쥐들이 낳은 수컷에게서도 같은 증상이 발견됐다. 자손에 해당되는 쥐들은 어떠한 화학물질에도 노출시키지 않았는데 말이다. 즉 할머니 쥐가 새끼를 임신했을 때 잠깐 노출된 화학물질이 DNA에 변화를 일으켰고 이것이 대를 이어 유전된 셈이다. 이후 후성유전학은 생물학계의 이슈가 됐으며 여러 연구 결과 담배나 고지방 식단, 심한 우울증 등이 DNA에 변화를 일으켜 후세에 영향

을 미치는 것으로 나타났다.[7]

심혈관 질환들은 유전적인 요인과 환경적인 요인 2가지의 상
호 작용으로 인해 발생하는데, 이 두 요인의 중요한 연결 고리 중
하나가 후성유전학이다. 이는 DNA 염기 서열의 변화 없이 후천적
으로 유전자 기능의 변화를 가져오는 것을 뜻한다. 후성유전학적
기전에는 여러 가지 예가 있는데, DNA 메틸화, 히스톤 변형, RNA
의 비암호화 등이 그것이다. 현재까지 가장 많이 연구된 것이 바로
DNA 메틸화이다. 이는 메틸기를 RNA와 DNA의 다섯 가지 주요
염기 중의 하나인 사이토신cytosine의 5번째 탄소 위치에 첨가하는
것을 뜻한다.[8] 유전자 염기의 순서를 바꾸지 않고도 DNA를 변화시
키는 방법이 메틸화인 것이다.

DNA 메틸화

일란성 쌍둥이는 공통의 유전자형을 가진다. 그러나 특정 질환
에 대한 감수성이 다르게 나타날 수 있는데, 이에 대한 설명으로 가
능한 것 중 하나가 후성유전학적 차이다.

스페인 국립 암센터 연구팀은 여러 쌍둥이들의 유전자 메틸화
정도를 분석한 결과, 나이가 어릴 때 동일했던 쌍둥이들의 유전자
상태가 성인이 되어서는 후성유전학적으로 뚜렷하게 차이 나는 것
을 발견하였다.[9]

유전자 자체를 하드웨어라고 한다면, 메틸화로 대표되는 후성
유전학적 변화는 소프트웨어라고 볼 수 있다. 하드웨어를 변하지

않는 것으로 가정한다면, 소프트웨어를 통해서 하드웨어가 더 좋아질 수도 있고, 반대로 악성 소프트웨어를 통해 하드웨어가 더 나빠지는 방향으로 갈 수도 있는 것이다.

당뇨에 후성유전학적 요인이 얼마나 관여하는지 살펴보기 위하여 스웨덴 스카니아 의대 연구팀은 제2형 당뇨병 환자와 정상인을 대상으로 췌장 세포의 전체 유전자에서 메틸화된 부분이 얼마나 되는지 분석하였다. 당뇨 환자에게서 서로 다르게 메틸화된 주요 유전자들인 PDX1, TCF7L2, ADCY5가 확인되었다. 또한 췌장 세포에서 메틸화가 진행된 유전자 수는 457개에 달하였고, 동시에 유전자 발현 정도에서 정상인과 차이를 보였다. 후성유전학적 요인이 췌장 세포에서 정상적인 인슐린 분비 조절을 저해한 결과가 당뇨병 발생의 주요한 원인임이 밝혀진 것이다. 이를 그림으로 표현하면 그림 5-2와 같다.[10]

주목해야 할 사실은 당뇨가 불러일으키는 여러 가지 합병증들 또한 DNA 메틸화와 관련이 많다는 것이다. 당뇨병성 망막증, 당뇨병성 신장 질환, 심혈관 질환까지 말이다.

전사transcription가 덜 활성화되어 있는 DNA가 더 메틸화되어 있는 경향을 보인다. 그러니까 유전자에서 형질이 발현되지 않는 경우에 메틸화가 더 많다는 이야기이며, 메틸화는 대개 유전자가 활동하지 못하도록 전원을 꺼버리는 역할을 한다.

그러니까 아무리 선천적으로 선풍기(유전자)를 가지고 있다 하더라도 전원을 꽂고 스위치를 켜야 선풍기 날개가 돌아가서 바람이

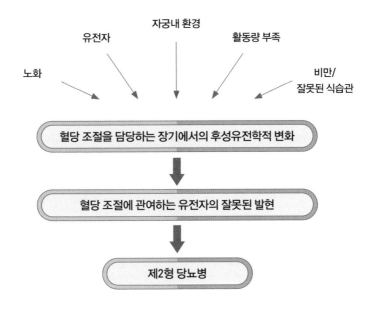

그림 5-2 **후성유전학적 요인이 제2형 당뇨병 발생에 미치는 영향**

나오듯이 DNA 메틸화에 의해 스위치가 꺼지면 해당 선풍기는 작동할 수 없어서 원래 역할을 발휘하지 못하는 것이다. 심혈관 질환에 잘 걸릴 수 있는 유전자를 가지고 있다 하더라도 해당 병에 꼭 시달리지 않을 가능성이 충분히 존재하는 것이다. 즉 유전자는 태어났을 때의 상태로 그저 가만히 있는 것이 아니라, 숙주인 사람이 어떻게 하느냐에 따라 달리 작용할 수 있다. 움직이고, 변화할 수 있는, 그야말로 '정중동 靜中動'인 것이다.

승마를 배운 사람은 알 것이다. 말은 자기 등에 앉아 있는 사람을 금방 파악한다고 한다. 이 사람이 나를 잘 다루어줄 것인가? 말 등에 탄 주인이 불안해하거나 다룰 만한 힘이 없다고 판단되면 말은 채찍질을 해도 말을 안 듣거나 심지어는 낙마시키려고 주인 머리 위에 올라타려는 행동을 보인다고 한다. 우리 몸의 유전자가 그럴지도 모르겠다. 메틸화라는 대표적인 후성유전학적 변화를 통해서 말이다.

DNA 메틸화와 염증 : 후성유전학적 기전이 염증성 물질인 TNF-α, 인터류킨, 종양 억제 유전자tumor suppressor gene, 종양 유전자oncogene의 발현을 조절함으로써 만성 염증의 진행을 중재할 수 있다는 증거들이 최근 연구에서 제시되고 있다. 심혈관 질환의 주요 기전인 염증 또한 DNA 메틸화의 지대한 영향을 받고 있다는 이야기이다.[11]

DNA 메틸화와 심혈관 질환 간의 관계 : DNA 메틸화와 질병 사망률 간의 관계를 알아보기 위해 독일 하이델베르그 암센터 연구팀은 50~75세 성인 2천 5백여 명의 DNA 샘플을 혈액에서 채취하였다. 심혈관 질환을 포함한 총 사망률에 DNA 메틸화가 미치는 영향을 보기 위해 1만 1천여 개의 유전자 부위를 분석하였는데, 이 중 58개의 부분이 14년 동안의 총 사망률과 연관이 있었다. 이 58개 중 심혈관 질환 사망률과 높은 연관성을 가진 부분은 고작 10개에 지나지 않았다. (생각보다 유전자 자체의 영향은 크지 않았던 것이다.)

연구자들은 이 10개의 부분에서 메틸화가 일어난 정도를 점수화하였다. 암 사망률만 따로 보았을 때는 메틸화 점수가 2.6배 높았고, 심혈관 질환에 의한 사망률은 5.7배 높아 암 사망률보다 심혈관 질환 사망률이 DNA 메틸화 정도와 더 연관이 높게 나타났다. 암보다 심혈관 질환이 후천적인 습관이나 환경의 영향을 더 받을 수 있다는 뜻이다. 주목할 만한 것은, DNA 메틸화에 가장 영향을 미치는 후천적인 요인은 바로 담배를 피우는 것이었다.[12]

그림 5-3을 보면 수직적인 유전 상속 요인과 수평적인 후천적 노력 요소들에 대한 평생 노출 정도가 씨줄과 날줄처럼 엮여서 심혈관 질환의 위험을 올리고 있음을 잘 알 수 있다. 지금 우리의 신체에는 조부모와 부모가 행하였던 습관으로 인한 유전자 메틸화가 문신처럼 남아 있다. 동시에, 우리 자신이 어떻게 하느냐에 따라 메틸화에 의한 스위치가 켜지느냐 꺼지느냐가 결정된다. 그리고 우리의 자손에게도 우리가 행하고 겪은 것들이 도장으로 새겨져서 전해질 것이다. 심혈관 질환에 좋든 나쁘든.

참고로, 후성유전학에 대해 주목해야 할 사실이 하나 있다. 현재까지의 후성유전체 연구들은 특정 유전자 부위 45만 개에 대해 국한되어 있는데, 이는 전체 유전체의 1.5%밖에 안 된다는 점이다. 앞으로 발견될 것이 무궁무진한 판도라의 상자 같은 분야가 후성유전학이라는 얘기다.[13]

텔로미어 Telomere

텔로미어란 염색체의 끝부분에 있는 리보핵 단백질RNA와 단백질의 복합체의 복합 구조이다. 텔로미어는 유전자의 분해, 재조합 및 끝

부분 간의 융합을 피함으로써 유전자 정보를 보존한다.[14] 텔로미어는 유전자 염색체의 건강과 직결된다. 세포 분화가 진행될수록 짧아져서 일정 길이 이하로 작아지면 세포가 죽게 된다.

텔로미어의 길이를 보면 남은 수명을 추측할 수 있다. 그런데 시간의 흐름만이 텔로미어의 길이를 짧게 하는 것은 아니다. 듀크대학교 연구팀은 5세, 10세의 샘플에서 부정적인 스트레스를 많이 받은 어린이의 텔로미어가 더 짧아진다는 사실을 발견하였다. 운동과 명상으로 텔로미어의 길이를 늘일 수 있다는 연구 결과도 있다. 후천적으로 건강한 생활 습관을 유지할 수 있다면, 브레이크를 밟아서 텔로미어 길이가 짧아지는 속도를 줄일 수 있는 것이다.

미국 유타대학교 연구팀은 노년층 인구를 뽑아서 유전자 내 텔로미어 길이를 측정한 후 15년에 걸쳐서 텔로미어 길이와 여러 질환으로 인한 사망 간의 관계를 살펴보았다. 텔로미어 길이가 짧은 사람들은 길이가 긴 사람에 비해 심장 질환으로 사망할 위험성이 3.2배 정도나 높았으며, 어떤 원인으로든 사망할 가능성이 약 2배 증가하였다. 텔로미어 길이가 짧아짐으로써 줄어든 수명은 여성이 4.8년, 남성이 4년이나 되었다. 텔로미어 길이가 길게 잘 유지된 사람에 비해 3분의 1 정도 짧게 산 셈이다.[15]

영국 브리스톨대학교 연구팀은 4만 3천 명 이상의 참여자들이 포함된 연구들을 모아서 텔로미어의 길이가 가장 짧은 그룹에 속한 사람들의 심혈관 질환 위험성을 종합 분석하였다. 텔로미어의 길이가 짧으면 심혈관 질환의 위험성이 54% 증가하였고, 익히 알려진 위험 요인들을 통계 분석에 포함시킨 연구들만 모아서 분석하였을 때도 위험성이 42% 증가함을 밝혀냈다.[16]

발병 위험을 올리는 유전자를 가진 경우에도 후천적 습관은 중요하다?

핀란드 생의학연구소에서는 운동량이 사망률을 낮추는 것에 유전적 영향이 가해질 수 있는지 알아보기 위해 청장년 쌍둥이를 남녀 각 8천여 쌍씩 모집하였다. 한 달에 6회 이상, 1회에 30분 이상 빠르게 걷기 운동을 하는 사람을 규칙적 운동군, 거의 신체 활동이 없는 사람을 좌식 생활군, 그리고 그 중간 단계의 운동량을 가진 사람을 간혹 운동하는 군으로 나누었다. 그 후 18년 동안 전체 사망률을 구해보았는데, 좌식 생활군에 비해 규칙적 운동군은 사망률이 43%, 간혹 운동한 군은 29% 낮았다. 이 자료를 쌍둥이들끼리 짝을 지어보았을 때, 좌식 생활군에 비해 규칙적 운동군은 56%, 간혹 운동한 군은 34%의 확률로 전체 사망의 건수가 줄었다. 유전적인 영향이나 가족의 영향 등 선천적인 요소들과는 별개로 운동량이 사망률을 줄여준 것이다.[17]

분명히, 유전자는 우리 건강에 커다란 영향을 미친다. 그러나 후천적인 생활 습관은 그 이상의 영향을 미칠 가능성이 높다. 내과 의사 거버 메이트는 이렇게 말했다. "유전자는 어떤 성향을 가지게 만들지만, 미리 결정하지는 않는다."[18]

최근에 유전자와 후천적인 생활 습관이 동맥경화의 발병에 얼

그림 5-3 심혈관 질환에서의 후성유전학[19]

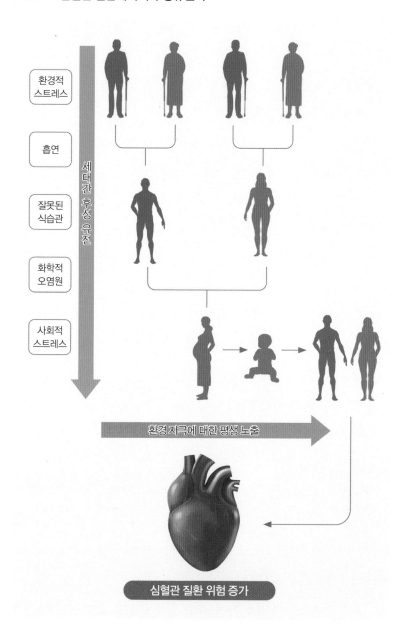

마나 영향을 미치는지 살펴본 연구가 발표되었다. 미국과 스웨덴에서 5만 5,000여 명의 성인을 대상으로 분석 연구하였는데, 심혈관 질환의 위험성을 올리는 유전자 분석 자료와 더불어 금연 여부, 운동 여부(1주에 1회 이상), 건강한 음식 섭취(여기에는 과일, 채소, 견과류, 잡곡, 유제품을 잘 먹는 습관과 가공식품, 육류, 트랜스지방, 소금 과다 섭취를 피하는 것이 포함되었다.)와 적정 체중 유지 여부 등 4가지 항목을 조사한 후, 건강한 습관을 3개 이상 가진 사람들을 좋은 습관 보유자로 분류하였다. 심혈관 질환 위험 유전자를 보유한 사람들은 해당 유전자가 없었던 사람에 비해 1.9배의 심혈관 질환 발병을 보였으니 유전자의 영향도 상당함을 알 수 있었다. 하지만 유전적으로 불리한 사람이 "나는 불리한 조건이지만, 노력해볼 테야." 하고 건강한 습관을 제대로 갖춘다면? 그러면 비록 유전적으로 불리한 상황에 놓이더라도 지레 포기하고 건강하지 못한 습관에 젖은 다른 고위험 유전자 보유자들보다 46%의 확률로 심혈관 질환의 발생이 줄어들었다. 후천적인 생활 습관은 유전적인 영향과는 독립적으로 심혈관 질환 발병에 영향을 미쳤던 것이다.[20]

5장 요약

1 심혈관 질환의 위험이 선천적으로 나타날 가능성도 일부 있으나, 그 정도는 생각보다 크지 않다.

2 선천적으로 물려받은 유전자는 그 상태 그대로 작동하는 것만은 아니며, DNA 메틸화로 대표되는 후성유전학적 변화를 통해 발현 여부가 결정될 수 있다.

3 DNA 메틸화와 텔로미어 길이는 후천적인 습관이나 환경의 변화를 통해서 조절될 수 있으며, 이는 광범위하게 심혈관 질환의 이환과 사망 가능성에 영향을 미친다.

4 심혈관 질환으로 이끄는 유전자를 가졌더라도 습관과 환경의 변화로 그 발현을 억제할 수 있다. 따라서 어쩔 수 없는 부분은 버리고, 우리가 할 수 있는 부분을 취하는 것이 중요하다.

5 유전자가 모든 것을 결정하는 것은 아니다. 오히려 지금 이 순간부터 우리가 할 수 있는 일을 하는 것이 더 결정력이 강할 수 있음을 입증하는 의학적인 증거들이 많다.

6장　스트레스와 우울증은 심혈관을 위협한다

스트레스의 개념과 정신－신체 반응

스트레스란 신체적 혹은 심리적으로 감당하기 어려운 상황에 처했을 때 느끼는 불안과 위협의 감정을 뜻한다. 스트레스는 경우에 따라 더 나은 단계로 도약할 수 있는 유스트레스eustress인 경우도 있지만, 정신－신체의 균형을 깨뜨려 각종 증상을 일으키는 나쁜 스트레스인 디스트레스distress가 되는 경우가 많다.

스트레스가 심혈관 질환에 문제가 될 수 있는 것은 불면증, 운동 부족, 과식이나 지나친 소식, 흡연, 과음 등을 불러오기 쉽기 때문이다. 심혈관 전쟁에 필수적인 무기들을 스스로 벗어 던져 무장해제하는 셈이 된다.

우울증 또한 건강을 잃게 하고, 장애를 불러일으키는 주요 원인이다. 2017년 세계보건기구의 보고에 따르면 약 3억 명의 인구가 우울증에 시달리고 있으며, 2005년부터 2015년까지 10년 동안 우울증 환자는 18% 이상 증가한 것으로 나타났다.[1]

우울증이 사망에 미치는 영향은 어느 정도일까? 그저 생활의 의욕을 떨어뜨리고 기분만 상하게 하는 것은 아닐까? 노르웨이 베르겐대학 연구팀은 우울증이 사망에 미치는 정도를 알아보기 위해 6만여 명의 사망 원인을 6년간 추적 관찰하였다. 조사 결과, 우울증으로 인해 사망률은 52% 증가하였으며, 이 수치는 흡연으로 인한 사망률이 59% 상승한 것과 맞먹었다.[2] 전 세계 52개국 3만 명의 자료에서 심근경색의 발병 요인을 분석한 연구도 똑같은 결과를 보여준다. 흡연은 2.9배, 콜레스테롤과 관련해서는 3.3배, 고혈압은 1.9배, 당뇨는 2.4배, 복부 비만은 1.6배로 심근경색의 위험을 상승시켰는데, 우울증, 스트레스 등의 사회·심리적 요소 또한 심근경색의 위험성을 2.7배 상승시킨 것과 연관이 있어서 최상위 요인 중 하나를 차지했다. 이는 남녀 노소 그리고 지역 차이 없이 균일하게 나타났다.[3]

스트레스와 우울증이 가져다주는 후성유전학적 변화와 염증의 증가

후성유전학적 연구들은 유전자-환경 상호 작용이 우울증에서도 발견됨을 알려준다. 네덜란드 연구팀은 중장년층 성인 8천여 명을 대상으로 조사한 결과 DNA 세 군데의 메틸화가 우울증과 연관이 있음을 밝혀냈다.[4]

그림 6-1은 만성적인 스트레스나 우울증에 의해서 시상하부-뇌하수체-부신 축HPA axis에 속하는 여러 유전자에서 메틸화가 과도

그림 6-1 **스트레스에 의해 시상하부-뇌하수체-부신 축의 유전자에서 일어날 수 있는 DNA 메틸화[5]**

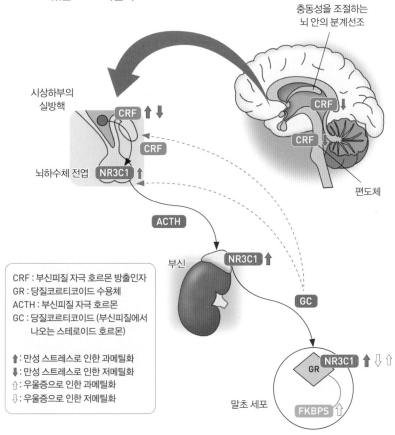

하게 또는 모자라게 일어나 발현 정도에 상당한 영향을 미치는 것을 나타내고 있다. 여기서, 과도하게 분비되는 부신피질 호르몬인 당질 코르티코이드glucocorticoid를 기억하도록 하자. 또한 스트레스는 교감신경계를 활성화하는 호르몬인 카테콜아민catecholamine을 분비하게 한다. 이는 심혈관에 나쁜 영향을 미치기 마련이다.

스트레스나 우울증으로 인한 후성유전학적 압력은 어떤 식으로 심혈관에 나쁜 영향을 주는 것일까? 뇌는 신항상성 allostasis 이라 불리는 생체 적응, 즉 스트레스 속에서 안정성을 유지하려는 작용을 하기 마련이다. 그런데 만성적인 스트레스가 반복적으로 작용하여 신항상성 체계가 더는 필요 없는데도 계속 스위치가 켜진 상태로 과부하가 걸리면 각 장기들에 마모를 가져다주게 된다. 이러한 마모의 예로서 심혈관 질환에 직결되는 것이 바로 복부 지방의 축적이다.[6]

스트레스가 심혈관에 영향을 주는 시스템 중 하나로, 염증을 유발할 수 있는 면역계 또한 빼놓을 수 없다. 미국 펜실베이아대학 연구팀은 일상생활의 스트레스에 대한 감정직 대서 방법이 염증 수치에 영향을 미치는지 살펴보았다. 스트레스에 대한 부정적인 감정 반응은 염증 수치의 대표 주자격인 IL-6 상승과 연관이 있었고, 여성에게서는 CRP라는 염증 수치 상승과도 연관이 있었다.[7]

그림 6-2는 우울증과 심혈관 질환의 연결 고리가 되는 생물학적 기전과 행동 중재 요인들을 나열한 것이다. 생물학적 기전으로는 첫 번째로 자율 기능 장애를 들 수 있는데, 대표적인 것이 안정시 심박수 증가이다.(3장 참고) 우울증이나 스트레스에 의해 신경 호르몬계가 깨지는 예는 시상하부-뇌하수체-부신 축 HPA axis 이 과활성화되어서 분비되는 코르티솔을 들 수 있다. 그 외 염증성 사이토카인의 증가, 인슐린 저항성 증가로 인한 복부 지방 과형성 또한 주요 기전이다. 또한 스트레스와 우울증은 흡연, 신체 활동 감소, 영양 섭

그림 6-2 **우울증과 심혈관 질환을 연결하는 생물학적 기전과 행동습관 요인들**

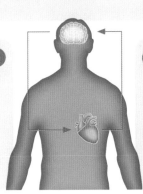

악화되는 건강 상태의 악순환
- 직장을 잃음
- 알코올 및 약물 사용 장애
- 사회적 고립
- 기타 다른 스트레스 요인들

생물학적 연결고리
- 자율 신경 기능 장애
- 혈소판 인자
- 내피 기능
- 체내 순환 신경 호르몬
- 인슐린 저항성
- 염증성 사이토카인

행동 중재 요인
- 비만
- 흡연
- 신체 활동 감소
- 영양 부족
- 의학적 순응도 감소

취 불량 등을 불러오고 건강 행동을 저해함으로써 심혈관 질환의 위험성을 높이며, 이는 다시 우울증을 유발하기에 악순환의 고리를 형성하게 된다.[8]

　우울증에 걸리면 동맥경화의 중요 기전 중 하나인 혈소판 응집 또한 가속화된다. 우울증 환자에게서 관찰되는 세로토닌 수송체 결합 감소로 높아진 혈소판의 세로토닌 밀도는 혈소판의 응집 가속화를 일으키는 또 다른 기전이 된다. 세로토닌 또한 우울증이 심혈관 질환의 위험성과 연관되는 징검다리 물질로서 작용한다.[9] 이렇게 우울증에서 관찰되는 혈소판의 과다 활동은 약물 치료로 우울 증상

이 완화되면 사라지는 특징이 있다.[10]

스트레스나 우울증이 장내 미생물총에 미치는 영향

아일랜드 코크의대 연구팀의 조사 결과, 우울증 환자에게서 장내 미생물의 다양성이 감소하였고, 우울증 환자의 배변을 이식받은 쥐에게서 쾌감 상실, 불안 행동 등 우울증의 특징으로 볼 수 있는 증상이 나타났다.[11]

쥐가 반복적으로 사회적인 스트레스를 받으면, 예를 들어 더 크고 공격적인 쥐와 같은 우리에 갇히는 상황 등으로 시달리게 되면 우울 행동이 나타난다. 이러한 우울 행동이 나타나면 그에 수반되어 장내 미생물총의 변화가 일어나게 된다. 일본 국립농업식품연구소 연구팀은 쥐에게 위와 같은 스트레스를 10일간 반복한 후, 체내에 어떤 변화가 일어나는지 살펴보았다. 조사 결과, 장내 미생물의 다양성이 감소되었으며, 소장에서 대장으로 넘어가는 부분인 말단 회장에서 면역 반응을 조절하는 유전자가 하향 조절되었다.[12] 장내 미생물총의 다양성 저하는 스트레스를 받는 다른 상황들, 예를 들면 어미와의 분리나[13] 억제 스트레스restraint stressor(쥐를 망에 가두어서 제대로 움직이지 못하게 하여 스트레스를 주는 것)를 주는 상황에서도 나타났다.[14]

우울 행동과 스트레스가 장내 미생물에 영향을 미치는 기전은 그림 6-3으로 설명할 수 있다.[15] 우울한 뇌 상태는 시상하부-뇌하수체-부신 축과 면역 체계를 통해 장내 미생물 군집에 악영향을 미친

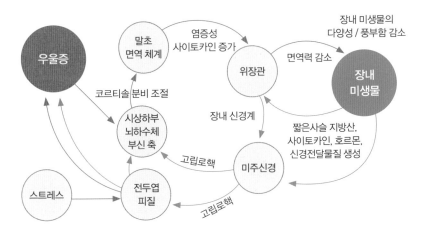

그림 6-3 **우울증에서 장내 미생물 군총과 뇌 사이의 주요 연결점**

빨간줄 : 우울증 / 스트레스로 인한 뇌의 변화가 장내 미생물에 미치는 악영향의 경로
파란줄 : 장내 미생물의 균형과 다양성으로 인하여 뇌의 행동에 긍정적인 변화를 주어 우울증과 스트
　　　레스를 완화시키는 경로

다. 이것은 장 증상으로 이어져 스트레스를 더욱 악화시킬 수 있다.
(그림의 빨간 줄)

　　장내 미생물 군집의 변화는 구심성 미주신경(뇌로 올라가는 방
향)을 통해 뇌의 행동 변화를 유도하는 신호를 보내는 여러 분자 물
질들을 생성하게 한다.(그림의 파란 줄) 즉 장내 미생물의 다양성이
파괴되는 것이 선행되어 숙주인 사람의 감정을 헤집어놓는 역방향
도 가능한 것이다.

스트레스가 심혈관 질환에 미치는 영향

직장에서 보내는 시간이 많으면 스트레스도 증가하게 마련이

다. 영국 런던대학 연구팀은 직장에서 일하는 시간이 관상동맥 질환이나 뇌졸중 발생에 영향을 미치는지 알아보기 위해 25개의 논문을 모아보았다. 1주에 35~40시간을 일하는 사람들을 기준으로 삼았을 때, 주당 55시간 이상 오래 일하는 사람에게서는 관상동맥 질환의 발생 위험성이 13% 증가하였고, 뇌졸중의 발생은 훨씬 높은 비율인 33%의 상승률을 나타내었다. 특히 뇌졸중의 발병은 근무 시간이 길어질수록 그 위험성이 더욱 증가하였다.[16]

불안증 또한 심혈관 질환의 위험성을 올릴 수 있다. 영국 옥스퍼드대학 연구팀은 불안 장애, 외상 후 스트레스 장애, 공황 장애를 가진 사람과 그렇지 않은 사람을 나누어 심혈관 질환에 의한 사망이나 발생에 차이가 있는지 살펴보았다. 불안증은 심혈관 질환 사망률을 41% 증가시켰고, 관상동맥 질환 발생 또한 41% 증가시켰으며, 뇌졸중은 71% 증가시켜 각 질환의 발생 위험성을 확연히 높여놓았다. 세부적으로는 공포, 불안 장애가 관상동맥 질환과 연관이 컸고, 외상 후 스트레스 장애가 뇌졸중과 연관이 컸다.[17] 아시아에서 스트레스가 심혈관 질환의 위험성과 연관이 있는지 살펴본 연구가 있는데, 일본 쓰쿠바대학 연구팀은 성인 남녀 7만 3천여 명의 자료를 7년 넘게 모아서 스트레스 정도가 혈관 질환에 어떤 영향을 미치는지 살펴보았다. 스트레스를 가장 많이 받은 여성들에게서 뇌졸중은 2.2배, 관상동맥 질환은 2.3배, 전체 심혈관 질환은 1.6배 더 많이 발생하였다. 남성에게서는 스트레스가 많을수록 심근경색이 더 많이 발생하는 경향을 보였다.[18]

스트레스가 심혈관 전쟁에서 패배의 빌미를 제공하는 기전

스트레스가 심혈관 질환에 영향을 미치는 이유 중 첫째는 스트레스가 다른 건강 행동 습관에 악영향을 주기 때문이다. 예를 들어 흡연, 불면증, 과음, 비만이 스트레스로 인해서 우리의 습관 리스트에 들어간다면 심혈관 질환 악화에 일조하게 되는 것이다. 만성적인 스트레스에 시달리면, 열량이 높고 건강에 좋지 않은, 소위 입에 편안한 음식comfort food을 찾기 십상이다. 미국 캘리포니아대학 연구팀이 여성을 대상으로 찍은 뇌 MRI 사진을 분석한 결과, 높은 만성 스트레스는 정서적 통제와 이성적인 계획을 담당하는 전두엽의 불활성화와 연관이 깊었으며, 음식 섭취에 대한 통제가 제대로 이루어지지 않아 건강에 해로운 음식 섭취를 더 부추기는 경향을 뚜렷이 나타냈다.[19]

그리고 스트레스로 인해 증가된 코르티솔의 높은 농도로 인해 뇌에서의 조절 중추 기능이 저하되고, 이에 따라서 체외의 칼슘 이온들이 세포 내로 급속히 유입되는 것을 두 번째 기전으로 추측하고 있다.[20] 이렇게 증가된 세포 내 칼슘은 미토콘드리아의 장애, 산화 스트레스 증가, 빠짐없이 등장하는 염증의 증가를 불러일으켜 심혈관 질환의 위험에 우리를 노출하게 된다.

셋째, 스트레스는 염증 정도를 직접 증가시켜 만성 질환에 시달리게 할 수 있다.[21]

그림 6-4에서 볼 수 있듯이 스트레스는 뇌에서 학습, 동기, 감정 정보를 다루는 편도체amygdala를 자극하게 되고, 이는 교감신경계의

그림 6-4 **스트레스가 심혈관 질환을 유발하는 기전[22]**

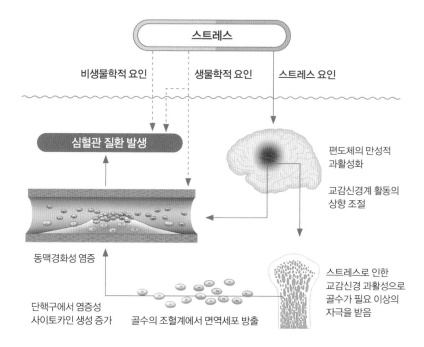

과활성화를 일으킨다. 또한 골수를 자극하여 혈구 세포 생성을 증가시키게 되고, 면역세포에서 염증을 유발하는 사이토카인의 과량 분비라는 도미노 현상을 불러온다.

우울증과 심혈관 질환의 연결

주요 우울 장애가 있는 경우 심혈관 질환으로의 이환이나 사망 확률이 80%까지 상승할 수 있음이 여러 연구들에서 드러나고 있다. 이 둘의 연결 고리로는 크게 네 가지가 추측되고 있다. 첫 번째는 우울증에서 심박수가 증가하는 자율신경계의 부전, 두 번째는 HPA축의 지나친 활성화, 세 번째는 혈압, 혈당, 콜레스테롤 수치의 상승 등 대사 장애, 네 번째는 장기적인 염증의 증가이다.[23]

하버드대학 연구팀은 우울 정도에 따라 뇌졸중에 걸릴 확률이나 사망할 확률에 영향이 있는지 살펴보기 위해 32만여 명의 참가자를 포함한 연구들을 종합 분석하였다. 우울증은 모든 종류의 뇌졸중에 대해 45%, 허혈성 뇌졸중에 대해 25%의 위험성 증가를 가져다준 것으로 파악되었다. 이는 10만 명의 인구당 106명의 새로운 뇌졸중 환자가 우울증으로 인해 생긴다는 의미이며, 우리나라 인구가 5,000만 명 정도이니 약 5만 3천 명의 새로운 뇌졸중 환자가 우울증 때문에 매년 새로 발생한다는 얘기가 된다.[24]

긍정적인 사고방식이 건강에 미치는 영향

이번에는 반대로 생각해보자. 어떤 형태의 고난이 와도 낙관적으로 생각하는 태도가 심혈관 전쟁에 승리를 가져다줄 수 있을까?

미국 보스턴 매사추세츠 병원 연구팀은 긍정적인 심리 구조가 견고한 것이 심장 질환에 어떤 영향을 미치는지 알아보기 위해 11개의 연구들을 종합 분석하였다. 긍정적인 마음을 가진 사람들에게서 심장 질환으로 인한 사망이나 재입원율이 11% 감소함이 밝혀졌다.[25]

미시간대학 연구팀은 6천8백여 명의 미국 참가자들을 모집하여 4년 동안 낙관주의가 심부전을 얼마나 예방해줄 수 있는지에 대해 연구하였다. 낙관의 정도가 일정한 수준으로 올라갈수록 심부전 발생 위험은 26%씩 낮아져서 용량-반응 관계를 나타내었다. 이를 범주로 나눈다면, 낙관주의 정도가 가장 높은 사람들은 가장 낮은 사람에 비해서 48% 심부전에 덜 걸렸으니 확률이 절반쯤 줄어든 셈이다.[26] 같은 연구자들은 미국 성인 남녀 6천여 명을 모아서 2년 동안 경과 관찰을 해보았다. 낙관주의 점수는 3점부터 18점까지였다. 이 점수가 1점 올라갈 때마다 뇌졸중의 발생은 10%씩 낮아졌다.[27] (가장 높은 그룹과 가장 낮은 그룹의 차이가 아닌, 1점 올라갈 때마다이다!) 돈도 안 드는 일이니 지금이라도 당장 낙관적인 태도를 가져야겠다.

낙관주의가 이렇듯 심혈관 질환을 예방할 수 있는 것은 무엇에서 비롯될까? 낙관주의 자체의 효과도 있을 수 있지만, 낙관적인 사람일수록 여러 가지 건강한 습관들(건강한 식이, 금연, 운동 등)을 많이 가질 가능성이 높은 데서 그 요인을 찾을 수 있다. 미국 애리조나대학교 연구팀은 폐경 후 여성 8만 7천여 명을 대상으로 낙관주의가 1년 뒤의 건강한 식이 변화와 연관이 있는지 조사하였는데, 낙관주의는 높은 건강 식이 지수와 연관이 많았다. 낙관성이 충만한 사람들은 낙관성이 결핍된 사람들보다 1년 뒤 건강한 식이 습관으로 변하는 정도가 3배나 더 많았다.[28] 식이 습관은 염증이나 장내 미생물, 후성유전학적 변화와 밀접한 연관이 있는 바, 낙관적인 정신 상태가 심혈관 전쟁에서 승리의 초석을 튼튼히 다지는 데 이바지할 것이다.

그림 6-5 긍정적인 심리적 행복과 심혈관 건강 간의 관계[29]

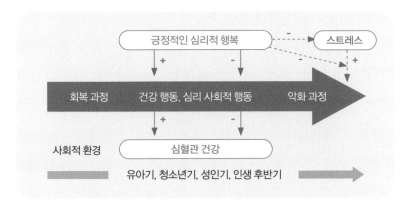

또 다른 요인으로는 신경내분비적인 요소들(긍정적이고 목표 지향적인 정신 상태는 침샘의 코르티솔, 에피네프린, 노르에피네프린 농도와 연관이 있다.)과 염증의 조절 등을 꼽을 수 있다.[30] 즉 긍정적인 마음가짐 자체가 심혈관 전쟁에서 승리의 직접적인 요인이 될 수도 있다.

부정적인 감정이 심혈관 질환의 위험을 부풀릴 수 있다

이번에는 비관주의Pessimism가 심혈관 질환에 어떤 영향을 미치는지 알아보자. 핀란드에서 성인 남녀 2천8백여 명을 모집하여 비관주의가 심혈관 질환 발생에 미치는 영향을 분석하였다. 10년 후 심혈관 질환이 발생한 사람들이 그렇지 않은 사람들보다 더 비관적이었다. 흡연이나 당뇨병 등 너무나 잘 알려진 심혈관 질환 위험 인자를 보정한 후에도 비관주의에 빠져 있는 남성들이 4.1배 더 심혈

관 질환에 걸렸던 것으로 나타났다.[31]

　　스트레스, 불안, 우울증에 대한 뺄셈이 끝났다면 희망, 낙관, 자신감에 대한 덧셈에 집중해보자. 그런데 사람들은 기쁜 일로 얼굴이 환해지는 경우보다 스트레스를 듬뿍 받아 얼굴이 어두운 날이 더 많다고 생각하기 쉽다. 왜냐하면 뇌는 부정적인 일에 더 강하게 반응하기 때문이다. 지갑을 잃어버려서 생긴 상실감이나 짜증이, 지갑을 얻어서 생기는 기쁨보다 훨씬 크다는 것이다. 미시간대학 연구팀은 부정성을 상쇄하기 위해 긍정성이 얼마나 필요한지 알아보았다. 188명의 참가자를 대상으로 4주 동안 부정적인 감정과 긍정적인 감정을 매일 기록하게 하였다. 조사 결과, 긍정성에 대한 부정성의 비율이 2.9로 나타났는데, 이는 좋은 일이 셋 있어야 나쁜 일 하나를 잊어버리게 된다는 뜻이다. 3배. 한 번의 어두운 그림자를 걷히게 하려면 빛을 쬐는 것이 세 번 필요하다.[32] 그러니, 부정적인 생각에 먹이를 주지 않는 것이 중요하다.

6장 요약

1 스트레스나 우울증이 몸과 마음에 미치는 악영향은 상당하며, 심혈관 질환의 원인이 되거나 결과물로 공존할 수 있다.

2 스트레스나 우울감이 온다면 이것이 어디에서 비롯되었는지부터 파악한다.

3 외부 요인 때문이라면 내가 감당하거나 조절할 수 있는 부분이 어디까지인지 파악한다.

4 내부 반응이 과하다고 판단되면 반응 속도를 늦춰본다.

5 스트레스 상황에 대한 자신의 감정을 최대한 배제하도록 한다. 분노나 두려움에 사로잡혀 있을 때 판단하지 않고 행동으로 옮기지 않는다.

6 내부 반응의 기준점을 높임으로써 작은 외부 요인에 반응이 과해지지 않게 노력한다. 명상, 휴식, 운동, 사회적인 접촉, 취미 생활 등이 도움을 준다.

7장   적정 체중은 심혈관 위험에 대한 가장 중요한 방어

2014년 질병관리본부에서 〈우리 국민의 영양 부족 및 과잉 섭취 현황〉 보고서를 발표했다. 에너지 필요량에 비해 125% 이상을 섭취하면 영양 섭취 과잉, 75% 미만을 섭취하면 영양 섭취 부족이라고 정리하였다. 그리고 두 부류 중 하나에 속하는 사람들이 절반에 이른다고 하였다. 적정 체중을 유지케 하는 섭취량을 잘 지키는 사람이 절반에 불과하다는 것이다. 참고로, 영양 섭취 과잉 그룹에서는 남성이 여성의 2배였고, 영양 섭취 부족 그룹에서는 여성이 남성의 2배였다고 한다. 남성은 과해서 문제, 여성은 부족해서 문제였다.

20~30대 젊은 층의 비만 환자가 최근 9년간 4배까지 증가하였고, 아동 및 청소년 비만 환자는 최근 20년 사이 남성은 13배, 여성은 4배나 증가하였다. 반대로, 20대 가임 여성의 15%가 저체중이다.

유전자가 비만에 미치는 영향은 상당하다. 40~50대 이상의 성인을 대상으로 한 연구에서 70%까지 비만이 유전적 요인에 의한 것이라고 밝혀졌기 때문이다. (고혈압의 경우 30% 정도가 유전 때문인 것에 비해 높은 수치이다.) 비만과 연관된 유전자 중 대표적인 것이 FTO fat mass and obesity-associated 유전자이다. 이 유전자의 변종을 가지고 있으면 식욕 억제가 제대로 안 되어 비만이 되기 쉽고, 당뇨병의 발병 위험 또한 높아진다.[1]

그러나 유전자가 비만의 운명을 온전히 결정하는 것은 아니다. 우선, 단 하나의 유전자 영향으로 인해 비만이 생기는 것은 매우 드문 일이다. 수렵-채집 시대나 산업화 이전 사회에서는 비만이라는 단어 자체가 거의 존재하지 않았기에 비만의 폭발적 증가를 일으킨 범인을 유전자로 지목하기에는 무리가 있다.

비만 유전자가 평생 영향을 미치는 것일까? 48세 때에 유전자가 체중에 영향을 미치는 정도는 20세 때에 발현되는 양상과 다르다. 또한 48~63세까지 비만에 미치는 영향 정도는 유전자가 아니라 환경적 요인이 더 우세하게 작용하였다. 후천적인 습관을 잘 유지한다면 비만 치료제를 복용하는 만큼 체중을 감량할 수 있다. 그러니까 청소년기까지는 유전적 측면이 상당히 크게 작용할 수 있으나, 점점 나이가 들수록 어떤 환경에 있고 어떤 습관을 가지느냐가 더 크게 작용하는 것이다.[2]

비만과 염증

비만 환자에게서 지방 조직은 면역 활동이 왕성한, 거대한 내

그림 7-1 정상 체중을 가진 사람의 지방 조직과 비만 환자의 지방 조직이 심혈관
질환에 미치는 상반된 기전

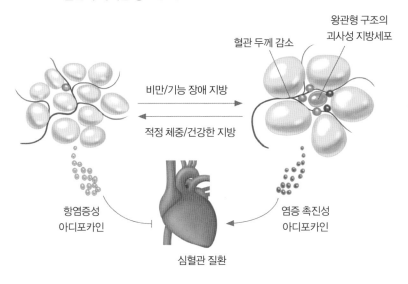

분비 기관의 역할도 한다. 비만과 연관되어서 발생되는 지방세포의
자연사apoptosis는 대식세포같이 염증 증가와 연관된 면역세포의 체
내 침투를 초래한다.[3]

그림 7-1처럼 적정 체중을 지닌 사람의 지방 조직은 염증에 대
항하여 심혈관 전쟁에서 승리를 가져다줄 수 있는 세포신호물질인
아디포카인adipokine을 내뿜게 된다. 하지만 비만 환자의 지방 조직
은 혈관 두께 감소와 괴사성 지방세포를 특징으로 하는 모양으로
변화하여 심혈관 보호 기능을 상실한 채, 염증을 유발하는 다른 종
류의 아디포카인을 분비하게 된다. 지방 조직이 무조건 나쁜 것이
아니라, 두 얼굴을 가진 지킬 박사와 하이드처럼 존재하여 주인이

그림 7-2 **비만이 지방 조직의 기능 장애를 일으켜 심혈관 질환 위험을 증가시키는 기전**

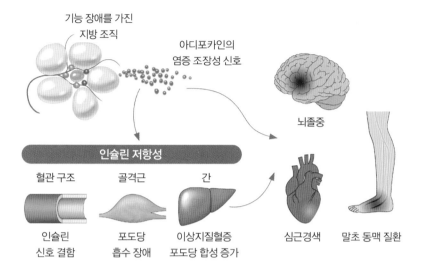

비만하면 하이드로 변하여 해를 끼치는 것이다.

이는 결과적으로, 만성적인 염증을 증가시키고, 인슐린 저항성 증가와 함께 심혈관 질환, 대사 증후군의 위험성을 증가시킨다. 심혈관 전쟁에서 패배의 빌미를 제공하는 위협적인 존재가 되는 것이다.

비만과 DNA 메틸화

영국 레스터대학교 연구팀은 5백여 명의 유럽인을 대상으로 비만인에게서 DNA 메틸화가 진행되었는지 여부를 확인해보았는데, 세 개의 서로 다른 유전자에서 다섯 군데의 DNA 메틸화가 발견되었다. 이는 비만인에게서 DNA 메틸화가 진행되었다는 것을 밝힌 첫 번째 대규모 연구였다.[4] 비만도와 DNA 메틸화가 어떤 연관성이 있는지 살펴본 또 하나의 연구가 있다. 2천여 명의 아프리카계 미국인을 대상으로 유전자 분석을 한 결과, 메틸화가 진행된 37군데의 서로 다른 부분이 비만과 연관이 있는 것으로 나타났다. 앞서 결과와 마찬가지로 인종의 차이 없이 비만은 유전자 메틸화와 연관이 있다는 이야기다.[5]

미국 UCLA 연구팀은 비만인 사람들에게 간의 후성유전학적 노화가 더 일찍 찾아오는 것을 발견하였다. 그런데 고도 비만을 치료하기 위해 위를 절제하거나 소장을 짧게 줄이는 수술로 얻은 짧은 기간 내의 체중 감량도 이러한 후성유전학적 노화를 막지 못하였다.[6]

비만과 심혈관 질환과의 관련성

비만은 어떻게 심혈관 전쟁의 사지로 우리를 내모는 것일까?

그림 7-3은 비만 환자의 지방 조직이 어떻게 심장 기능을 악화시키는지 잘 나타내주고 있다. 우선, 혈액량이 증대되어 심박출량이 증가하고, 이에 따라 좌심실 비대가 나타나는데, 이 과정에서 다음과 같은 신경호르몬 혹은 대사 이상이 동반되면서 심장을 더욱 커지게 하여 부담을 안겨준다.

인슐린 저항성 증가, 렙틴에 대한 무반응성 증가, 아디포넥틴 (항염증 효과를 지닌 아디포카인) 감소, 교감신경계 증가, 신장 혈압

그림 7-3 비만으로 인한 심장 기능의 악화[7]

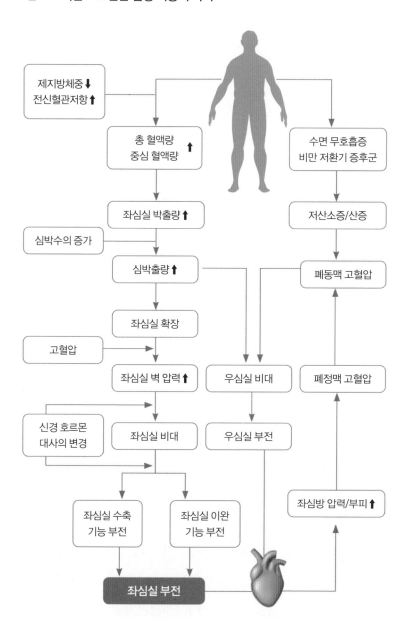

조절계의 과활성화.

지방 조직의 세력 강화는 우심실 비대 또한 가져오고, 수면 무호흡증으로 인한 산소 부족과 신체의 산성화는 폐동맥 고혈압을 불러일으키는 또 다른 경로를 통해 좌심방 비대와 압력 증가를 가져다주어 심근증을 일으키게 된다.

영국 임페리얼대학 연구팀은 여러 연구들을 취합하여 체중과 허리둘레가 증가할수록 심장병으로 급사할 위험이 어느 정도 증가하는지 살펴보았다. 연구 결과 비만도가 5단위씩 늘어날수록 16%의 확률로 심장 급사 위험이 증가하였다.(사실 비만도 5단위면 우리나라 성인 남성 키를 170cm로 잡을 때, 14.5kg 증가할 때마다이므로 큰 의미를 두기 힘들 수 있다.) 그리고 허리-엉덩이 둘레의 비율이 0.1 증가할수록 그 확률은 82%로 높아졌다. 허리둘레는 상의를 완전히 벗은 상태에서 가장 좁은 부분을, 엉덩이 둘레는 아주 얇은 옷을 입은 상태에서 가장 넓은 부분을 각각 재는데, 예를 들어 허리둘레가 75cm, 엉덩이 둘레가 90cm인 사람은 허리-엉덩이 비율이 0.83으로 적당한 수준이다. 또 하나 주목할 점은 비만 정도와 허리둘레의 증가는 나이가 들수록 심장병에 의한 사망률에 미치는 영향을 더욱 명확히 보여주었다는 것이다.[8]

런던대학교 연구팀은 성인 남녀 363만여 명의 자료를 모아서 20년 동안 비만이 각종 질환의 사망에 미치는 영향을 심도 있게 살펴보았다. 비만도와 사망률은 J 모양의 상관관계를 보였다. 즉 저체중인 사람과 비만인 사람 중에서 중용의 길을 걷는 쪽이 건강히 오

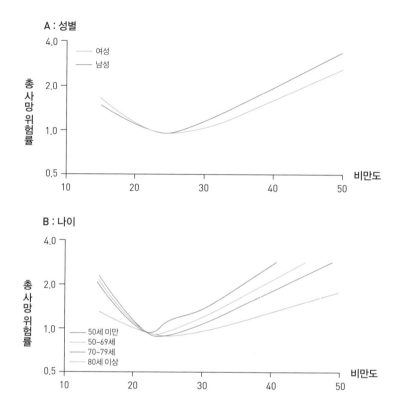

그림 7-4 **비흡연자의 비만도와 총 사망 위험 간의 관계**

A : 성별

총 사망 위험률

— 여성
— 남성

비만도

B : 나이

총 사망 위험률

— 50세 미만
— 50~69세
— 70~79세
— 80세 이상

비만도

래 살았다는 의미가 된다. 반면에 과체중 기준을 벗어나서 비만도
가 5kg/m² 늘어날 때마다 총 사망률은 21%씩 늘어났다. 이 수치
를 각 질환별로 살펴보면, 당뇨병은 42% 늘어났고, 심혈관 질환에
의한 사망률은 29%씩 치솟았다. 40세 이상부터는 정상 범위 내에
서도 저체중 쪽보다는 과체중 쪽으로 정상인 사람들의 사망률이 가
장 낮았다. 40세 이상인 사람들의 기대 수명을 살펴보면, 비만인 남

성은 정상 체중인 사람들보다 수명이 4.2년, 비만 여성은 3.5년 짧았다. 저체중 남성은 수명이 4.3년 짧았고, 저체중 여성은 4.5년 더 짧았다.[9]

이것을 그림으로 표현하면 그림 7-4와 같다. 저체중인 사람들에 비해 정상 체중으로 갈수록 오래 살고,(가로축이 비만도, 세로축이 사망 확률이다.) 정상 체중에서 비만 쪽으로 더 가면 사망 위험도는 높아진다. 그런데 나이가 들수록 가장 낮게 저공 비행을 하여 사망 확률이 떨어지는 적정 비만도가 점차 우측으로, 즉 적정 체중이 소폭 상승하는 방향으로 나아가는 것을 알 수 있다.

요약하자면 나이가 들수록 적당한 체중이 중요하며, 60대부터는 과체중이거나 살짝 비만인 사람들이 오히려 오래 사는 '비만의 역설obesity paradox' 현상이 나타난다. 물론 실제로 여분의 체중이 병을 앓을 때 보호 효과를 낼 수도 있으나, 달리 해석할 수 있는 여지가 있긴 하다. 비만인 사람이 이미 일찍 죽어서 살아남은 비만 노인들이 더 오래 사는 것처럼 보일 수도 있는 것이며, 연구 방법이나 보정 인자들에 영향을 받았을 수도 있다는 것이다.

체중에 숨겨진 구성 성분의 중요성

이제껏 비만도를 나타내는 기준으로 대부분 체중을 언급하였다. 분명 비만도(몸무게(kg)÷(키m)^2 우리나라 사람은 25kg/m^2 이상부터 비만이며, 23kg/m^2 이상부터 과체중이다.)는 선별 검사로서 큰 의미를 지닌다. 대개 과체중 이상이면 그만큼 몸 안에 염증을 마구

그림 7-5 **신체 여러 장기에 분포하는 지방 조직**[10]

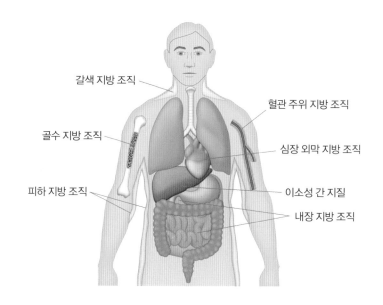

갈색 지방 조직

혈관 주위 지방 조직

골수 지방 조직

심장 외막 지방 조직

피하 지방 조직

이소성 간 지질

내장 지방 조직

증가시키는 지방세포가 그만큼 많이 자리한다는 뜻이기 때문이다.

우리 몸의 지방은 내장 지방과 피하 지방으로 나뉜다. 그런데 그림 7-5에서 보듯이, 지방세포는 피하 및 내장 저장소 외에 심장, 간, 신장 및 골수를 비롯한 많은 장기에 분포하며, 축적 정도는 비만 및 노화에 따라 달라질 수 있다. 특히 갈색 지방 조직brown adipose tissue: BAT(쇄골 상부와 척추 주위에 분포)은 대사 능력이 뛰어나서 오히려 심혈관계 보호 효과가 있을 것으로 추측하고 있다. 다만 심장, 신장, 골수의 지방 조직이 심혈관계에 미치는 영향이 어떤지는 아직 수수께끼로 남아 있다. 피하 지방 조직은 심혈관계에 대해서 중립 내지는 좋은 영향을 미칠 것으로 보고 있다. 반대로, 간에 축적된 지방 조직은 심혈관에 안 좋은 영향을 미친다.

따라서 내장 지방이 신체에서 얼마나 많은 부분을 차지하느냐가 중요한데, 이는 허리둘레로 쉽게 잴 수 있다. 우리나라 남성은 90cm 미만, 여성은 85cm 미만이 기준이다. 측정 위치는 갈비뼈 가장 아래 위치와 골반의 가장 높은 위치(장골능)의 중간을 줄자로 측정하면 된다.

비만 정복을 위한 가이드라인 – 음식

'적게 먹고, 많이 쓴다'는 에너지 법칙이 비만 관리의 첩경임은 부정할 수 없는 사실이다.

현재까지 체중 감소에 특효가 있다고 주장하는 식이 방법은 무수히 많다. 결론은? 다른 것에 비해 독보적으로 뛰어난 다이어트는 존재하지 않는다. 가장 중요한 것은? 꾸준히 준수adherence하는 것이다. 그러니, 본인에게 가장 잘 맞다고 판단되는 것을 붙들면 된다. 가장 잘 맞는 것은 에너지 요구량, 맛의 취향 선호도(우선 도저히 입맛에 안 맞으면 안 되지 않겠는가?), 음식 접근성 및 문화적 배경 등을 모두 고려해서 정해야 한다. 체중 감소를 가져다주는 식사법 중 몇 가지를 예로 들면 다음과 같다.

1) 총 섭취 열량을 줄이면서 시행한 고단백질 식이(단백질은 총 칼로리의 25%, 지방은 30%, 탄수화물은 45%)
2) 총 섭취 열량을 줄이는 데 집중하는 다이어트 방법

그림 7-6 적정 체중 관리를 위한 음식 섭취의 개요

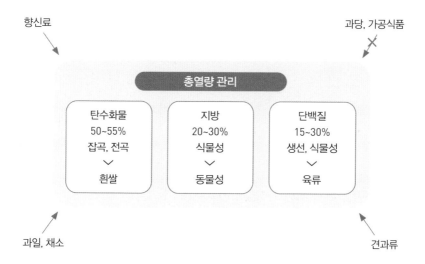

영양 성분	영양 목표	식이 전략 추천 방법
지방	총열량의 20~35%	고지방 음식을 지방이 적은 음식으로 대체한다. 단일 불포화지방과 다중 불포화지방을 포함시킨다.
단백질	총열량의 10~35%	껍질을 벗긴 가금류, 생선, 계란, 콩류, 두부 및 저지방 유제품을 포함시킨다.
탄수화물	총열량의 45~65%	정제된 곡물 대신 밀, 현미, 귀리, 보리, 옥수수 같은 통곡물로 전환한다.
섬유질	하루 20~35그램	콩류, 과일, 채소 및 통곡물을 추가시킨다. 과일과 채소를 한 끼 식사 중 절반의 부피를 차지하게 한다. 나물이나 샐러드로 식사를 시작한다. 고열량 밀도를 가진 음식을 과일이나 채소로 대체해 나간다.
첨가당	총열량의 10% 미만	첨가당이 들어간 음식이나 음료 섭취량을 제한한다. 첨가된 설탕의 주요 공급원은 과자 및 음료이다.
음료		저칼로리 음료를 선택한다. 물이 최선의 선택이다. 주류 섭취를 제한한다.

3) 하루 20g 이하의 탄수화물 섭취로부터 시작하는 저탄수화
   물 식이–총열량 제한

정리하자면, 먼저 전체 그림 틀(열량)을 짠다. 그 다음에 3대 영양소의 비중을 맞추고, 질 좋은 색깔(식품)들로 채운다. 마지막으로 견과류나 식물성 기름, 향신료를 추가한다.

섭취 에너지의 밀도

그렇다면 어떻게 총 섭취 열량을 줄일 수 있을까? 바로 포만감, 즉 부피를 키우면서 에너지 밀도는 낮은, 섬유질이 풍부한 과일과 채소 섭취가 정답이다. 미국 펜실베이니아 주립대학 연구팀은 660여 명의 참가자들을 세 종류의 식이 그룹으로 배정하였다. 첫 번째 그룹은 운동을 하고 소금 섭취를 줄이라는 교육을 받았고, 두 번째 그룹은 건강한 식이 요법에 대한 교육을 18회 받았으며, 마지막 그룹은 건강한 다이어트를 1회 교육받은 후 6개월 후의 체중을 비교하였다. 연구 결과, 채소와 과일을 많이 섭취하여 몸에 들어간 에너지 밀도가 낮은 사람들의 체중이 의미 있게 감소하였다.[11]

저밀도 열량 음식이 체중 감소 유도만을 하는 것은 아니다. 오랫동안 요요 현상 없이 유지해주는 중요 열쇠가 된다. 알라바마대학 연구팀은 3개월 동안 평균 4kg의 체중 감량을 가져다준 임상 실험에 참여한 425명 중 2년 동안 체중 변화를 측정할 수 있었던 74명의 자료를 분석하였다. 일부 참가자들만의 자료가 남았지만, 2년

그림 7-7 **같은 열량을 가진 간식의 에너지 밀도 차이**

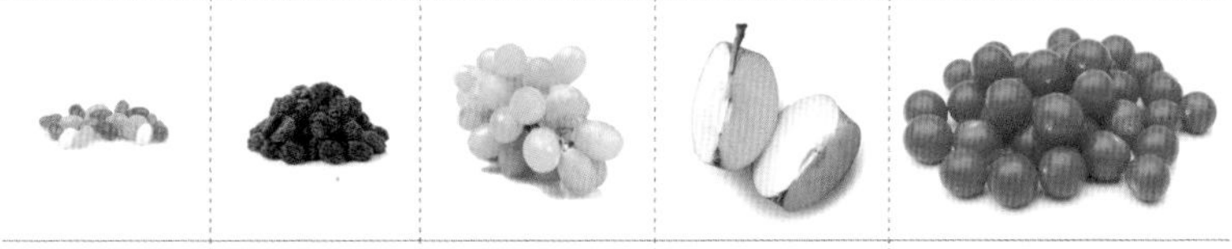

젤리	건포도	포도	사과	체리토마토
4kcal/g	3.1kcal/g	0.7kcal/g	0.5kcal/g	0.2kcal/g

동안 체중이 평균 0.6kg으로 오히려 늘어나버렸다.(비만이 얼마나 무서운 적인지 알 수 있다.) 그리고 체중이 줄어든 사람들의 공통된 특징은 역시나 저밀도 열량 음식을 많이 섭취한 사람들이었다.[12]

음식이나 음료로 섭취한 에너지 밀도 범위는 0kcal/g에서 9kcal/g까지 존재한다. 가장 아래는 물이고, 가장 위는 지방이다. 중간에 섬유질이 2kcal/g, 탄수화물과 단백질이 사이좋게 4kcal/g, 그리고 알코올이 7kcal/g으로 상단에 위치한다. 그러니까 식품 내 지방 함유량에 상관없이 수분이 차지하는 비중이 높을수록 에너지 밀도가 낮아지는 것이다. 낮은 에너지 밀도 식품이 체중 감소에 중요한 이유 중 특징적인 것은 포만감을 유도하여 식욕을 다스릴 수 있다는 것이다. 이로 인해 식사가 더 빨리 종료되며, 다음 식사 때까지 시간이 연장되고, 다음 번 식사의 섭취량도 줄어드는 연쇄 반응을 일으킨다.[13]

그림 7-7은 같은 열량을 가진 음식들을 부피별로 나열한 것이다. 가장 왼쪽의 젤리는 에너지 밀도가 매우 높음을 알 수 있다. 그

그림 7-8 에너지 밀도가 다른 식품의 배치에 따른 열량 차이

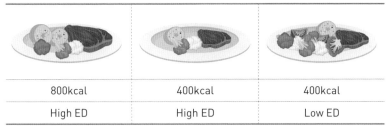

800kcal	400kcal	400kcal
High ED	High ED	Low ED

*ED=energy density, 에너지 밀도

리고 체리토마토의 에너지 밀도가 가장 낮은 것을 알 수 있다. 에너지 밀도가 높을수록 더욱 많은 양을 먹어서 체중 조절에 실패하는 것이다.

그림 7-8과 같이 우리가 스테이크를 집에서 요리해 먹는다 치자. 구성 식품은 같다. 고기, 감자, 채소. 왼쪽 접시에서 가운데로 오면 열량은 줄었으나, 배고픔을 채워주지는 못할 듯하다. 이제 오른쪽 접시로 옮기면, 에너지 밀도가 낮은 채소가 듬뿍 들어감으로써 식욕도 채우고 열량도 절반 섭취할 수 있는 이상적인 식사가 되는 것이다.

끝까지 가는 사람이 이긴다

50년 동안 전해 오는 규칙이 있다. 3,500kcal 규칙. 즉 열량 소모량이 3,500kcal 누적되면 약 0.5kg의 체중 감소를 가져온다는 것이다. 그러니까 하루에 500kcal를 줄이면 체중을 1주일에 0.5kg 감량할 수 있다는 계산이 나온다. 예를 들어, 하루에 1.6km(1마일)

그림 7-9 주요 영양소 비율에 따른 체중 감소 효과

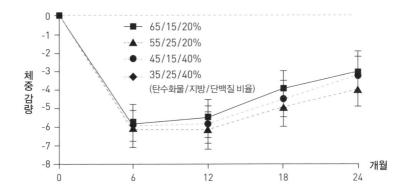

를 열심히 걸어서 하루 100kcal씩 소모한다면 (당연히 열량 섭취는 그대로 유지한 채) 5년 동안 무려 약 23kg를 감량할 수 있다는 계산이 나온다. 하지만 실제로는 4.5kg 빠졌다. 왜 그럴까? 체중이 빠지는 변화가 찾아오면서 동시에 신체의 에너지 요구량도 변화하였기 때문이다. 이를 '대사적 적응metabolic adaptation'이라고 한다. 감소한 체중만큼 안정시 대사량도 줄어드는 것이니 적게 먹어도 생각보다 체중이 빠지지 않게 되는 것이다.

　그림 7-9는 800명 이상의 과체중을 가진 사람들을 대상으로 탄수화물/단백질/지방 함유 비율을 달리하면서 식이 조절을 하였을 때, 최장 2년까지의 체중 변화를 본 것이다. 이 연구의 1차적인 결과는 영양 성분 조성에 따른 다이어트 효과가 별반 차이가 없었음을 알려주는 것이지만, 2차적으로는 처음 6개월간 평균 6kg의 체중 감소가 2년이 지나서는 다시 원래 상태로 돌아가려는 결과도 아

울러 보여주고 있다.[14]

이제 체중 감소로 가는 길이 얼마나 험난한지 우울한 수치들을 나열해보도록 하겠다. 2014년 국민건강영양조사에서 성인 2,100여 명을 조사한 결과, 체중 감량을 위해 노력했는데도 1년 후에는 참가자 3명 중 1명이 체중 증가를 경험하였다.[15] 미국 국민건강영양조사도 빼놓을 수 없다. 과체중이거나 비만인 성인 1만 4천여 명을 대상으로 체중 10% 감량을 1년 이상 유지한 사람이 얼마나 될까 살펴보았더니 5명 중 1명이 채 안 되었다.[16] 단기간의 식사량 변화는 체중의 변화에 별다른 영향을 미치지 못할 가능성이 높다는 것이다. 미국 페닝턴 생의학연구소 연구팀은 20명의 여성에게 2주 동안 식사량 변화(평균 25%의 식사량 증가 혹은 감소)를 가져오게 한 후, 원래 식사량으로 돌아가는 적응 반응이 며칠 만에 나타나는지 조사하였다. 결과는? 3~4일 뒤였다.[17]

하지만 포기하기엔 이르다. 브라운대학교 메디컬 스쿨 연구팀은 미국 국가체중관리등록 자료에서 1년 동안 최소 13.6kg의 체중을 감량한 사람들의 데이터를 분석하였다. 대상자는 2천 900여 명이었는데, 10명 중 9명 정도가 10년이 지나도록 감량한 체중을 잘 유지하였다. 이 연구에서 체중이 다시 늘어난 사람들은 신체 활동량이 감소하였거나 지방 섭취량을 관리하지 못했거나, 또는 식사를 제한했거나, 매일 체중을 측정한 사람들이었다.[18] 너무 엄격히 열량을 관리하거나, 매일 체중 변화가 어떤지 확인하느라 스트레스를 받으면 오히려 실패할 확률이 높아지는 것이다.

여기서 우리가 얻을 수 있는 교훈은 체중 감량은 단기간에는 신속하고 과감하게, 그리고 이후엔 꾸준하게 유지하는 것이 중요하며, 2년 이상을 잘 유지하면 감량한 체중이 기준점Set Point이 될 수 있다는 것이다. 즉 체중 감량 후에 일어나는 대사·행동 적응을 고려하여 식사 조절 및 운동을 지속해 나가야 한다. 1등이 되는 것보다 1등을 유지하는 것이 어려운 법이다.

비만 관리를 위한 뇌과학

자기 방어, 알코올이나 약물 중독 등의 행위는 행동 시작 전의 동기motivation가 중요하다. 이를 비만과 연결하면, 열량 과다 음식에 대한 열띤 반응으로 나타나는 과식을 예로 들 수 있다.

그런데 이 동기 부여는 뇌 특정 부위 안의 도파민 농도에 좌우된다. 또한 열량 과다 음식을 섭취하고자 하는 동기는 반대로 도파민 농도를 올린다. 반복되는 열량 과다 음식 섭취는 동기 부여-섭식 행동의 연관성에 관여하는 도파민이 낮은 농도에도 작용케 함으로써 음식을 보는 순간 충동적이고 강박적인 섭취 반응을 가져다주는 것이다. 도파민의 이러한 과식 행동 중재 역할 때문에 도파민 동기 시스템이라는 개념이 생겨나게 되었다.[19]

음식 섭취는 미각을 통해서 즉각적인 도파민 분비를 일으키며, 소화가 된 뒤에는 지연된 도파민 분비를 일으킨다. 즉 음식 섭취 후 시간차를 두고 도파민이 2회 분비되는 것이다. 도파민 분비가 이루어지는 부위가 서로 다른데, 미각을 통한 즉각적인 반응은 음식을

그림 7-10 **도파민 분비 방식과 뇌의 출처 차이에 따른 섭식 욕망의 조절**[20]

- 음식은 체내에서 즉각적인 도파민 방출과, 섭취 후 지연된 방출 두 가지 상반된 방식을 보여준다.

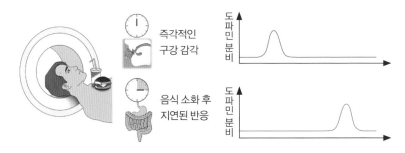

- 욕망을 조절하는 뇌 구역에서 도파민 방출은 주관적인 식사 욕구를 반영한다.

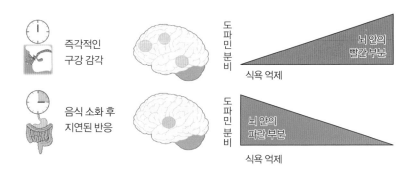

더 원하는 것과 연관이 있으며, 반대로 소화가 된 후 분비된 도파민
은 음식에 대한 갈망을 줄여준다. 그러므로 천천히 먹는 것이 적정
체중을 유지하기에 유리한 것이다. 즉각적인 도파민 분비와 연관된
뇌 부위는 전방 피질과 해마hippocampus이고, 지연된 도파민 분비와
연관된 뇌 부위는 피각putamen이다.

　정리하자면, 도파민 동기 시스템에 의한 뇌 안에서의 민감도

그림 7-11 **뇌가 식이 행동과 기분 조절을 통해 비만에 미치는 영향**

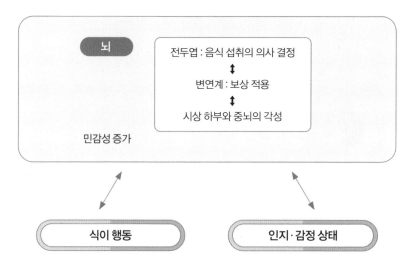

증가가 인지·감정 상태, 식이 행동과의 상호 작용을 통해 비만으로 이끈다고 보면 된다.

에너지 저장 창고인 지방 조직과 뇌 사이에는 연결 고리가 있는데, 이를 통해 에너지 섭취와 소비를 조절하는 기준set point이 존재한다. 지방 조직은 주로 렙틴 호르몬을 통해 뇌에게 "임금님(뇌), 제가 보유하고 있는 지방량이 이만큼 되옵니다." 하고 보고한다. 그러면 뇌가 "오냐, 그럼 그만큼의 지방량을 에너지 조절의 기준점으로 하자." 하면서 행복하게 산다. 그런데 이 신호가 너무 세서 지방 조직이 "임금님, 우리 주인님이 오늘 고기와 튀김을 많이 먹어 지방 조직 창고가 터질 것 같사옵니다." 하면 뇌가 "오호라, 우리의 에너지 목표치보다 더 많은 양이 들어왔구나." 하고 에너지 섭취를 줄이고 소비를 늘리는 방향으로 신체 각 부위에 명령을 내린다. 그리고 주인이 굶거나 살이 빠지면 그 반대의 작용이 일어나게 되는 것이다.

그런데 임금에 해당하는 뇌는 음식 섭취에 대한 평가가 정확하지 않을 수 있다. 사람들은 대개 얼마나 많은 음식을 먹는지 잘 기억하지 못하며, 그 결과로 30%, 많게는 50%까지 먹은 음식의 열량을 덜 계산하는 경향이 있는 것으로 알려져 있다. 따라서 칼로리 계산에 너무 의존하지 말고 (어차피 계산해도 저평가하기 일쑤니) 바로 눈앞에 보이는, 몸에 좋지 않은 음식들과 그러한 음식들로 이끄는 자극을 치우거나 피하는 것이 더 중요할 수 있다. 예를 들면, 건강하지 못한 과자들을 부엌 선반에서 치우는 것이다. 대체 식품을 마련하는 것도 하나의 전략인데, 더 적은 열량을 지닌 식품으로 바꾸는 것이다. 또한 5~10%의 차이는 우리의 뇌가 잘 인지하지 못하기 때문에 접시 크기나 음식의 양을 10% 정도로 줄여보는 것도 좋은 방법이 될 수 있다.

체중의 장기간 적정 유지에는 운동량 증가와
좌식 생활 감소가 필수

체중을 줄이기 위해서 식사 요법 하나만 실행에 옮긴다면 지방만 빠지는 것이 아니라 제지방까지 빠지는 것이 문제가 된다. 제지방lean body mass: LBM이란 체중에서 지방을 제외했다는 뜻이며, 여기에는 근육, 뼈, 내부 장기의 무게가 포함된다. 제지방이 빠지면 기초대사량도 감소하므로 체중이 다시 늘어나는 요요 현상이 발생하기 쉬워진다. 식사 제한법만 시행했을 때는 제지방이 24~28% 감소한 것에 비해, 운동을 병행하면 11~13%만 감소했다는 연구도 있다.[21]

물론 운동만 하는 것은 단기간의 체중 감량이나 허리둘레 감소에 큰 영향을 미치지 못한다. 열량 제한 없는 운동 단독 요법은 1년 동안 체중을 1.7kg 감소하게 하고, 허리둘레는 2.0cm 줄어들게 하였다. 기대에 못 미칠 수 있다.

하지만 감량된 체중을 유지해주는 효과는 식사 조절보다 운동이 더 좋은 것으로 알려져 있다. 그러니까 체중 감소에는 식사 조절이 더 많은 역할을 담당하고, 줄어든 체중을 요요 현상 없이 잘 끌어내려주는 데는 운동이 더 많은 역할을 담당한다는 것이다. 로켓을 발사해서 적정 체중 유지라는 별에 안착하기 위해 쓰이는 1차 엔진이 소식으로 대표되는 식사 조절인 셈이다. 그리고 대기권을 지나 우주로 진입하여 별까지 잘 도착하는 데 쓰이는 2차 엔진이 운동인 셈이다. 여러 임상 연구를 종합 분석한 결과, 저열량 식사 요법은 체중 감소와 연관성이 강력한 반면, 운동 요법은 내장 지방 감소와 연관성이 높게 나타났다. 체중 감소가 없어도 운동은 내장 지방을 6.1% 감소시킨 것에 반해, 저열량 식이 요법은 체중 감소 없이는 내장 지방을 감소시키지 못하였다.[22]

근력 운동은 어떤 역할을 담당할까? 제지방을 증가시키고,(이는 기초대사량을 늘려서 평상시에도 에너지 대사를 조절해주는 역할을 한다.) 근육량을 높여주면서 인슐린 저항성을 줄여준다. 콜레스테롤을 낮추는 등의 대사 작용도 잊어서는 안 될 것이다. 체중 유지에는 내장 지방 조절과 대사 조절이라는 질적인 면이 꼭 포함되어야 하며, 체중계의 바늘에만 초점을 맞추어서는 안 된다. 체중 감소를 위한 운동은 한꺼번에 몰아서 하는 것보다는 자주 하는 것이 더 좋다. 왜냐하면 한 번의 운동으로 취할 수 있는 혈압 강하, 인슐린 저항성 감소, 혈중 콜레스테롤 수치 감소의 효과가 1~2일 동안만 지속되기 때문이다. 그러니까 '주말에 등산이나 골프 등으로 운동하니까 평일에는 안 해도 되겠지.' 하고 생각한다면 최선의 결과를 얻지 못할 가능성이 크다.

7장 요약

1 비만은 만성 염증 증가, 후성유전학적 변화, 장내 미생물총의 불균형 등의 공통된 기전으로 심혈관 질환의 위험 한가운데 놓이게 한다.

2 비만과 심혈관 질환과의 연관성이 밝혀지고 있으며, 그 정도는 흡연과 비견되거나 능가할 수 있다.

3 젊었을 때는 비만이 문제인데, 나이가 들어서도 역시 문제가 된다. 그런데 60대 이상부터는 저체중이 비만보다 더 문제가 될 수 있다.

4 운동은 장기적인 체중 관리와 체내 지방량 관리에 필수적인 요소이다.

5 건강한 식이·운동 습관을 오래 유지하는 것이 적정 체중 관리에서 가장 중요하다.

8장   친해야 할 음식과 피해야 할 음식들

현대인은 많이 먹지만 영양소가 부족한 식사를 하기 십상이다. 열량은 높으나 질이 좋지 않은 가공된 음식 위주의 식사를 하기 때문이다. 전 세계적으로 열량 섭취가 증가함에도 불구하고, 필수 영양소들인 칼슘, 비타민 B군, 아연, 마그네슘 등의 영양소는 추천하는 양만큼 섭취하지 않고 있다.[1] 우리나라에서도 총에너지와 지방 섭취량이 증가하고 있으며, 칼슘, 철, 리보플라빈(비타민 B$_2$) 섭취 부족으로 인한 음식 섭취의 질적 저하가 나타나고 있다.

음식이 심혈관 질환의 위험성과 연관이 있다는 사실이 밝혀진 것은 50여 년 전인 1971년 덴마크 연구팀이 수행한 선구적인 연구에서 비롯되었다. 연구팀은 주로 사냥꾼과 어부였던 130명의 이누이트 사람들을 대상으로 한 연구에서 불포화지방산이 풍부한 음식(생선과 야생 조류)을 섭취하는 습관이 허혈성 심혈관 질환을 거의 안 생기게 하며, 당뇨는 아예 발생시키지 않았음을 알아냈다. 이는 덴마크 사람들과 덴마크에 사는 이누이트 사람들을 비교했을 때 나타난 결과로, 유전적인 요인이 아니라, 후천적인 음식 섭취가 심혈관 질환의 발생에 매우 중요한 역할을 담당한다는 사실을 증명한 것이었다.[2]

음식을 통한 유전자의 발현 변화

DNA 메틸화를 위해서는 메틸기가 필요한데, 엽산, 비타민 B_6, 비타민 B_{12} 등 음식에서 섭취할 수 있는 영양소 내에 존재하는 메틸기나 그 보조 인자가 이에 해당된다. 따라서 DNA 메틸화 패턴의 수립 및 유지에 음식이 영향을 미칠 수 있다는 가설을 생각해볼 수 있다.[3]

지방 비율이 높은 음식을 섭취하는 것과 관련된 후성유전학적 기전을 찾기 위해서, 덴마크 스테노 당뇨센터 연구진들은 젊고 건강한 성인을 대상으로 지방을 많이 섭취하게 하였다. 조사 결과, 고지방 과다 식이 요법은 무려 6,500여 개의 유전자(전체 근육 유전자의 45%에 해당함)에 영향을 주었는데, 최대 13%의 DNA 메틸화를 가져왔다. 문제는 단기간의 식이가 이러한 변화를 가져다주었으며, 지방 식이를 그만둔 지 6~8주 후에도 원래 상태로 완전히 돌아오지 못하거나, 아예 돌아오지 못하는 등 그 여파가 크게 남았다는 사실이다. 또한 고지방 식이 요법이 영향을 미친 유전자들은 주로 염증 반응과 연관된 유전자로서 심혈관 질환의 발생과 관련 깊은 유전자들이었다.[4]

그림 8-1을 살펴보면, 과일과 채소에 풍부히 들어 있는 식물성

그림 8-1 항산화 음식에 의해 조절되는 스트레스 방어 관련 유전자 발현의 조절[5]

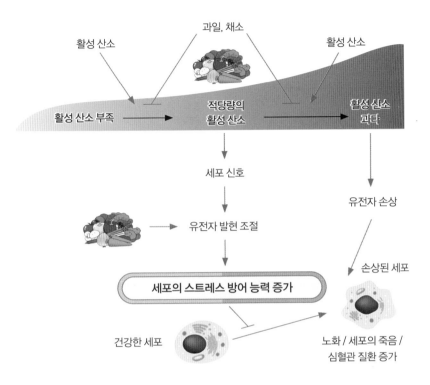

화학물질(파이토케미컬phytochemical)은 활성화 산소를 적절한 수준으로 조절하고, 세포의 스트레스 방어 능력을 길러주어서 노화와 심혈관 질환이 오는 것을 막아준다. 앞서 고지방 식이가 후성유전학적으로 악영향을 주는 데 반해, 과일·채소로 대표되는 항산화 음식은 몸에 좋은 반응을 이끌어내어 전쟁의 준비를 굳건히 하게 하는 것이다.

음식이 장내 미생물 변화에 미치는 영향

스페인에서 젊고 건강한 참여자를 모집하여 지중해식 식사를 유지하는 것이 장내 미생물총에 어떤 영향을 미치는지 살펴보았다. 지중해식 식사란 식물성 단백질, 잡곡, 생선, 단순 불포화지방 음식을 많이 섭취하면서 육류, 정제된 탄수화물 음식과 단 음식은 적게 섭취하는 것을 기본으로 하는 식사를 뜻한다. 지중해식 식사법과 거리가 먼 사람들은 비만과 관련된 후벽균의 비율이 높았으며, 동물성 단백질의 섭취 정도가 낮을수록 의간균의 비율이 높았다. 포화지방과 단 음식을 좋아한 사람들은 장내 미생물총의 다양성이 감소되었고, 식물성 음식을 섭취할수록 유익한 장내 미생물총의 활동성을 나타내는 짧은사슬 지방산 농도도 증가되었다.[6]

소식이 심혈관 질환에 대한 방어책이 될 수 있을까?

100년 전부터 실험실의 쥐가 먹는 양을 줄이면 수명이 증가한다는 것은 잘 알려진 사실이다.[7] 평상시 먹는 정도의 30~60%까지 열량 섭취를 제한하면 쥐뿐만이 아니라 햄스터, 개, 물고기, 무척추동물, 심지어 효모균까지도 수명이 연장된다.[8] 그런데 사람이 아닌 영장류에서의 연구에서는 다른 결과를 보여주었다. 벵골 원숭이를 대상으로 열량 섭취를 30% 제한한 그룹은 제한하지 않은 그룹과 수명 연장에서 별다른 차이를 보여주지 못하였다.[9]

그렇다면 사람에게도 같은 원리가 적용될 수 있을까? 하와이에 위치한 태평양 보건연구소 연구팀은 미국에 사는 건강한 중장년 일

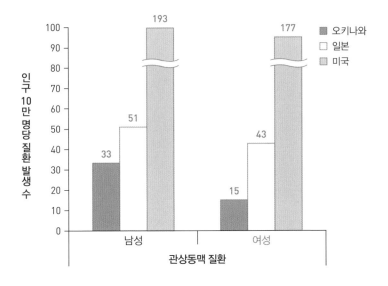

그림 8-2 **오키나와 거주인과 일본 타 지역, 그리고 미국 거주인의 관상동맥 질환 발생 차이**[10]

본인 1,900여 명을 36년간 추적 관찰하였다. 그리고 평균 열량 섭취보다 15% 덜 먹은 사람들의 전체 사망률이 낮아짐을 발견하였다. 열량 섭취를 전체 평균 열량의 50% 이하까지 낮추는 극단적인 소식 그룹은 사망률이 오히려 증가하였다.[11]

일본 오키나와 사람들은 장수를 누리는 것으로 유명한데, 이와 관련된 흥미로운 연구가 있다. 1949년부터 1998년까지 일본 본토 사람들보다 오키나와 사람들은 11% 정도 열량 섭취를 적게 하였다. 50년 동안 평균 수명을 보면, 오키나와인의 평균 수명은 84세로서, 오키나와 외에 거주하는 일본인 82세, 미국인 79세보다 길었다. 최대 수명 또한 105세로 다른 지역 일본인 101세보다 더 오래

산 것으로 나타났다.

오키나와 사람들은 심혈관 질환이 미국인의 12분의 1이라는 매우 낮은 수준으로 발병하였으며, 본토 일본인에 비해서도 3분의 1 정도로 질병이 덜 걸렸다는 것이 확인되었다. 흥미롭게도, 2000 년대 들어서 오키나와인의 열량 섭취가 11% 적게 먹는 것에서 8% 정도 적게 먹는 것으로 바뀌었는데, 이 시기의 전체 사망률이 65세 이상의 노년 인구를 제외하고는 이전에 보여주었던 사망률 감소 양상이 사라졌다는 점이다.[12]

여기서 주지해야 할 사실은 젊었을 때와 늙었을 때의 식사량 조절 전략이 달라질 수 있다는 것이다. 노년층 시기에 체중이 줄면, 중년 인구층과 같은 수준으로 심혈관 위험이 감소하지만, 골근육계의 노화 정도를 오히려 가속화할 수 있다. 따라서 65세 이상인 사람이 체중 감소를 목적으로 소식 전략을 펴는 것은 안전성이 검증된 것이 아니므로 주의할 필요가 있다.[13]

심혈관 질환에 대한 대처법으로서의 열량 제한 방법

현대 인류와 달리 고대인들은 늘 무제한의 식량 공급을 받았던 것이 아니다. 자원이 부족한 가혹한 환경에서 힘든 사냥을 해야 했고, 식량 보관 문제로 계절성과도 싸워야 하였다. 이러한 환경은 인류가 간헐적 단식에 적응하는 유전자를 가지도록 하였을 것이다. 간헐적 단식Intermittent fasting의 유형 중 하나인 시간 제한 식사Time-restricted eating는 하루에 식사하는 시간대를 8~12시간으로 제한하는 방법이다. 예를 들어 9시간 동안만 칼로리를 섭취한다면 오전 9시에 아침을 먹고 저녁 식사는 오후 6시 이전에 마치는 것이다. 이 방법을 꾸준히 지킨다면 심혈관 질환의 위험도 감소된다. 12시간 이상의 야간 금식 후 인슐린 수치는 낮아지고 글리코겐 저장량이 고갈된다. 이 단식 상태에서 신체는 대사 연료로 쓰기 위하여 지방 세포에서 포도당 대신에 지방산을 동원하기 시작한다. 이 작용이 인슐린 감수성을 증가시킨다.

시간 제한 식사는 섭취 열량의 양을 줄이는 데 주력하는 표준 칼로리 제한 식이에 비해 체중 감소 정도는 덜할 수 있으나, 비만이 아닌 사람에게도 심혈관 건강에 관련된 지표들을 개선시켜주는 효과가 있다. 또한 혈압을 낮추고 안정시 심박수도 감소시켜 자율신경의 균형도 가져다줄 수 있다.[14]

심혈관 질환에 대한 음식의 영향

2020년 유럽심장학회는 올바른 식이 습관을 가지면 심장 질환으로 인한 사망을 3분의 2나 줄일 수 있다고 발표하였다. 2017년 기준으로 6백만 명의 사망자를 무덤에서 건져낼 수 있는 수치다. 이를 위해서는 다음과 같은 사항을 모두 지켜야 한다.

가공 식품·가당·소금·트랜스지방 및 포화지방 줄이기와 채소·과일·잡곡·생선·견과류 섭취 늘리기.

아테네대학 연구팀은 지중해식 식단을 충실히 따를 때 뇌졸중이 어느 정도 예방될 수 있는지 살펴보았다. 조사 결과, 뇌졸중은

표 8-1 심혈관 건강을 위해 더 많이 먹어야 할 음식들 : 60~70kg 체중의 성인

종류	목표	1인분에 해당하는 양	예
과일	하루 3인분	중간 크기의 과일 1개, 말린 과일 반 컵, 100% 주스 반 컵	블루베리, 딸기, 사과, 귤, 바나나, 포도, 아보카도, 토마토. 키위. 생과일이 가장 좋으며, 100% 주스로 마실 경우 하루 1컵을 초과하지 않도록 한다.
견과류 씨앗	주당 4인분	약 30g	아몬드, 호두, 땅콩, 헤이즐넛, 캐슈넛, 피칸, 해바라기씨, 참깨.
채소 콩류	하루 3인분	생잎 채소 1컵, 100% 채소 주스	시금치, 케일, 브로콜리, 당근, 양파, 후추. 감자 같은 녹말 채소는 피할 것.
전곡	하루 3인분	통곡빵 1쪽, 통곡 시리얼 1컵, 통곡밥 반 컵	귀리, 통밀, 보리, 통곡물빵과 시리얼, 현미.
생선	주당 2인분	100g	연어, 참치, 고등어, 송어, 청어 및 정어리 같은 기름진 생선.
유제품	하루 2~3인분	요거트나 우유 1컵, 치즈 30g	특히 요거트(저지방 제품을 고집할 필요는 없다.)와 치즈가 좋으며, 우유는 적어도 나쁜 영향은 없다.
식물성 기름	하루 2~6인분	작은 스푼 1개	페놀 및 불포화지방이 풍부한 대두, 카놀라 및 엑스트라 버진 올리브오일, 또는 홍화유, 땅콩 기름.

표 8-2 **심혈관 건강을 위해 덜 먹어야 할 음식들**

종류	목표	1인분에 해당하는 양	예
정제된 곡물, 전분, 설탕	하루 1~2인분 이하	식빵 한 쪽, 흰쌀 반 컵, 간식 1회량	흰 빵, 흰쌀, 크래커, 그래놀라 바. 과자, 과당.
가공육	주당 1인분 이하	50g	베이컨, 소시지, 핫도그, 페퍼로니, 살라미 같은 나트륨과 질산염이 들어간 보존육과 소고기, 칠면조, 햄 등의 델리미트.
비가공육	주당 2~3번 이하	100g	소고기, 돼지고기, 양고기.
산업용 트랜스지방	먹지 말 것		스틱 마가린, 상업적으로 준비된 구운 음식(쿠키, 파이, 도넛 등), 간식, 각종 튀김.
과당 음료	먹지 말 것	240g	탄산음료, 과일 음료, 스포츠 음료, 에너지 드링크, 아이스티.
소금	되도록 싱겁게		국, 찌개는 싱겁게. 치즈, 가공육, 수프, 통조림 음식에서도 소금 함유량을 확인한다.

29% 덜 발생하였다.[15]

　과일·채소 섭취는 어떠했을까? 150만 명을 10년 이상 추적하며 심층 분석한 연구에 의하면, 과일과 채소를 많이 먹는 습관은 심혈관 질환의 발생 위험을 17% 낮추었고, 이는 과일(16% 감소)과 채소(13% 감소)를 따로 분석하여도 마찬가지였다. 그리고 하루 800g의 과일이나 채소 섭취가 가장 효과가 좋았다.[16]

　그리고 견과류를 살펴보자. 하루 견과류 섭취를 28g씩 늘렸을 때 각종 질환들의 감소률을 살펴보았다. 관상동맥 질환 29%, 심혈관계 질환 전체 21%, 당뇨 39%이며, 총 사망률도 22% 감소하였다. 이는 견과류의 종류에 좌우되지 않고 나타났다. 2013년에 유럽, 미주, 동남아시아, 서태평양 지역에서 하루 20g 이하로 견과류를 섭취하면 조기 사망자 수가 440만 명에 이를 수 있다고 연구자들이 계산하였으니 지금이라도 어서 견과류와 친하게 지내도록 하자.[17]

짜게 먹지 말고, 적당히 싱겁게 먹자

과다한 소금 섭취는 장내 미생물 불균형을 가져다줄 수 있다. 베를린 샤리테병원 연구팀은 쥐에게 짠 음식을 많이 먹게 하였을 때, 미생물 불균형의 결과가 나타남을 알아냈다. 소금 과량 섭취는 인체에서도 유산균 군인들의 탈영을 조장하였다.[18]

짜게 먹는 것이 혈압에 안 좋다는 것은 익히 알려진 사실이다. 한국인 하루 평균 소금 섭취량은 13g이고, WHO에서 권고하는 하루 나트륨 섭취량은 90mmol(소금 5g) 이하이다. 그런데 2016년 국민건강통계에서도 우리나라 남성의 나트륨 섭취량은 권장량의 2배 이상이었고, 여성도 권장량의 1.4~1.7배를 섭취하고 있었다. 외식뿐만 아니라 최근 이용 빈도가 늘어나고 있는 간편식, 가공식의 나트륨 함량 또한 높으므로 항상 그 양이 얼마인지 잘 살펴볼 필요가 있다. 소금을 많이 섭취하는 것은 뇌졸중의 발병 위험을 24% 증가시키는데, 특히 치명적인 중증 뇌졸중은 63% 증가시킨다.[19]

덴마크 코펜하겐대학 연구팀은 소금 섭취를 소량 섭취군(하루 6.4g 미만 섭취), 중간 섭취군(하루 6.4~9.2g 섭취), 과량 섭취군(하루 섭취량 9.2g 초과)으로 나눈 후, 중간 섭취군에 비해 소량과 과량 섭취군에서 심혈관 질환 발생 정도가 차이가 있는지 알아보았다. 소량 섭취군은 중간 섭취군에 비해 심혈관 질환 발생률이 9~10% 증가하였으며, 과량 섭취군은 12% 증가하였다. 즉 소량 섭취군과 과량 섭취군 모두 소금을 적당히 먹는 사람에 비해 심혈관 질환에 걸릴 위험이 크며, 지나치게 소금을 섭취하는 사람들이 위험에 더 노출될 수 있다고 추측된다.[20]

짜지 않게 먹으려면 우선 음식을 조리하는 과정부터 신경을 써야 한다. 국물 요리는 짜지 않게 만드는 것도 중요하지만 다 마시지 않아야 한다. 그리고 패스트푸드는 가급적 피하고, 젓갈이나 장아찌 등의 염장 음식은 많이 먹지 않아야 한다.

당에 대한 진실로의 접근

약 8만 년 전으로 돌아가보자. 인류의 조상들은 과일이 나무에 열리는, 1년에 몇 개월 되지 않는 일부 시기에만 당(설탕)을 섭취할 수 있었다. 사냥의 시대에서는 그마저 과일을 누가 더 빨리 따는지 새들과 경쟁을 벌여야 했다. 오랜 세월이 흘러 16세기가 되었을 때는 설탕을 맛볼 수 있었으나 부자들 차지였다. 그런데 무역량이 늘어나면서 점차 많은 사람들이 설탕을 더 많이 맛볼 수 있게 되었고, 1960년대부터는 당을 과당 시럽으로 바꾸는 기술 덕분에 대량 생산이 이루어졌고, 미국에서만 1970~1990년대 사이에 과당 시럽 소비량이 무려 10배나 증가하게 되었다.(이는 모든 음식 종류를 통틀어 가장 많이 증가한 것이었다.) 영양은 부족하지만, 대량 생산으로 인해 쉽게 접하게 된 설탕. 소위 '추가된 설탕'은 맛을 더 좋게 하기 위하여 감미료, 과일 주스의 형태로 우리 몸에 들어오게 된다. 설탕의 과다 섭취는 심혈관 질환과 밀접한 연관이 있다. 청량 음료 섭취는 총 섭취 열량을 증가시킴으로써 비만을 부추기고, 칼슘 등 몸에 필수적인 영양소 섭취를 등한시하게 만든다. 명심할 것은 간에서 과당을 분해할 때, 최종 산물 중 하나가 중성 지방이라는 사실이다. 이는 동맥경화를 일으키는 주범이 됨을 우리가 잘 알고 있다.[21]

청량 음료를 즐겨 먹는 사람들은 뇌졸중에 걸릴 확률이 3배나 높아진다는 연구도 있다.[22] 또한 하루 총 섭취 열량의 25% 이상을 당 첨가물에서 얻는 사람들은 10% 이하로 제한하는 사람에 비해 심장 질환으로 사망할 위험이 2배나 높았으며, 청량 음료나 과일 주스를 하루에 1잔 이상 마시는 여성은 당뇨 위험이 상승하였다.[23] 그래서 미국을 비롯하여 영국, 프랑스, 핀란드 등 각국 정부에서는 설탕세까지 매기고 있다.

한편, 보스턴에서 1만 5천여 명의 탄수화물 섭취량을 조사한 뒤, 25년 뒤 사망률을 살펴보았다. 그 결과 탄수화물 섭취 비율이 50~55%인 사람들이 가장 오래 살았다. 40% 미만과 70% 초과로 당을 섭취하는 사람들은 각각 20%, 23% 정도의 더 높은 사망률을 나타내었다. U자 모양을 나타내는 이 결과는 **그림 8-3**과 같이 표

그림 8-3 탄수화물 섭취 비율에 따른 사망 위험

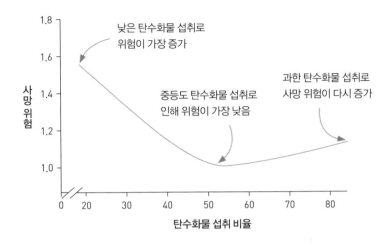

현된다.[24]

탄수화물을 총 섭취 열량의 30% 이하로 적게 섭취하는 사람은 적당히 먹는 사람보다 수명이 4년이나 짧았다는 이야기다. 그리고 65% 이상 먹는 사람은 수명이 1.1년 짧아졌다. 오히려 탄수화물 섭취를 너무 제한하면 사망 위험을 더 높일 수 있다. 흥미 있는 내용은 탄수화물을 동물성 단백질(소, 돼지, 닭, 양고기)로 대체한 사람들은 18% 더 많이 사망하였고, 식물성 단백질(채소, 견과류, 콩류)로 대체한 사람들은 18% 더 적게 사망하였다는 사실이다.

지방이 심혈관 질환에 미치는 영향에 대한 논쟁

지방이 심혈관 질환의 주범이라는 오명을 쓰고 있었다는 증거를 제시하는 연구 결과들이 나오고 있다. 캐나다 맥마스터대학 소

속의 연구자들이 주축이 되어 전 세계 18개국의 성인 13만 5천여 명을 7년 넘게 추적 관찰한 전향적 도시-농촌 역학조사 연구의 결과가 대표적인데, 탄수화물의 과다 섭취는 총 사망 위험을 28% 증가시켰다. 여기까지는 위의 연구들과 대동소이하다. 그런데 지방 섭취의 경우, 많이 먹는 사람이 덜 사망하였다.(총 지방 섭취 과다는 23%, 포화지방 과다 섭취는 14%, 불포화지방 과다 섭취는 20% 감소) 또한 포화지방 섭취가 많은 사람이 뇌졸중에도 20%가량 덜 걸렸다. 이제껏 심근경색이나 심혈관 사망의 위험성을 높인다고 알려진 총 지방과 포화지방의 과다 섭취가 이 연구에서는 그렇지 않다는 결과를 보인 것이다. 저자들은 그 이유가 이제껏 몸에 안 좋은 콜레스테롤인 저밀도 콜레스테롤을 지방이 증가시키는 점에만 주목했지, 지방이 몸에 좋은 고밀도 콜레스테롤을 증가시키는 것은 간과하였기 때문이라고 주장한다. 덧붙여, 총 지방량 섭취를 총열량의 30% 미만으로 하고, 포화지방은 전체 열량의 10% 미만으로 조절해야 한다는 현재의 권고 사항은 수정되어야 한다고까지 서술하였다.[25]

대상군이 조금 다르긴 하지만(스페인 사람 중 심혈관 질환의 위험 요인에 노출된 55~80세의 중장년층 대상) 총 지방 섭취가 심혈관 질환의 위험성을 오히려 42% 낮추었다는 연구 결과도 있다. 그런데 이 연구에서는 포화지방과 트랜스지방 과다 섭취가 심혈관 질환 발생 위험을 각각 81%, 67% 상승시킴으로써, 고위험군에 대해서는 몸에 안 좋다고 인식되는 지방이 여전히 심혈관 질환의 주범이 될 수 있음을 보여주었다.[26] 지방의 과다 섭취는 치매나 암, 우울증 등과의 연관성도 고려해야 하기 때문에 심혈관 질환 발병이나 총 사망률 등만 가지고 권장 사항을 수정할 수는 없겠지만, 향후 이에 관한 주제로 많은 연구가 더 진행되어서 의학적 판단이 온전히 내려지기를 기대한다.

심혈관 질환 예방을 위한 단백질 섭취는 어떻게 해야 할까?

단백질 섭취를 늘리는 것은 고혈압 발병 확률을 줄여주어서 심혈관 질환의 위험성을 감소시킬 수 있다는 것이 현재까지의 전반적인 의견이다.(단, 65세 이하에서 단백질 섭취를 전체 섭취량의 20% 이상 늘리는 것은 암 발생 가능성을 상당한 수준인 70%로 높일 수 있다는 보고도 있기 때문에 다른 질환에 대한 균형도 생각해야 한다.)[27]

하지만 단백질의 증감에만 집중하면 안 된다. 다른 영양소도 마찬가지지만, 단백질 섭취의 증감에 따라 지방이나 탄수화물 섭취의 비율 또한 달라지기 때문이다. 일례로, 8만 명이 넘는 폐경 전 젊은 여성 등을 대상으로 동물성과 식물성 단백질을 구분하고 탄수화물 섭취와 연계하여서 분석해보았다. 식물성 단백질의 섭취 증가+탄수화물 섭취 감량은 심혈관 질환으로 인한 사망을 23% 감소시킨 것에 비하여, 동물성 단백질 섭취 증가+탄수화물 섭취 감량은 심혈관 질환으로 인한 사망 확률을 14% 증가시켰다. 이러한 결과는 저탄고지(당과 탄수화물 함량이 낮으면서 지방을 많이 함유한 식품 또는 식사)가 위험할 수 있다는 뜻임과 동시에 단백질 종류도 중요하며,

다른 주요 영양소와의 조화도 중요하다는 것이다.[28]

현재까지 단백질의 공급원으로서 동물성과 식물성을 어느 정도 비율로 섞어야 되는지는 권장 사항으로 제시할 근거가 충분치 않다. 하지만 확실한 것은 식물성 단백질의 비율을 늘려야 한다는 것과, 육류를 즐길 때는 포화지방의 양을 줄여야 하며, 가공하지 않은 형태로 먹는 것이 좋다는 것이다.[29]

또한 단백질 섭취를 극단적으로 줄이는 형태도 좋지 않을 듯싶다. 영국 옥스퍼드대학 연구팀은 4만 8천여 명을 육류를 섭취하는 사람, 생선을 주된 단백질 공급원으로 삼은 사람, 채식하는 사람으로 나누었다. 18년 동안 추적 관찰하였을 때, 생선 섭취 그룹은 육식 그룹보다 허혈성 심장 질환에 13% 덜 걸렸으며, 채식 그룹은 22% 덜 걸렸다. 10년 동안 채식을 고수하면 100명당 1명이 허혈성 심질환에서 해방될 수 있다는 계산이 선다. 여기까지 보면 고기를 먹지 말아야 되나 싶기도 하다. 그런데 뇌졸중에 대해서는 오히려 채식 그룹에서 발병 위험률이 20% 증가하였다. 육류 섭취 그룹에 비해 1,000명당 3명의 환자가 더 생긴 셈이다.(생선 섭취 그룹은 뇌졸중 발병 위험이 증가하진 않았음.) 그 이유는 무엇일까? 채식 위주의 식사는 저밀도 지단백(LDL) 콜레스테롤을 낮춘다. 그리고 이는 심장에는 보호 효과를 지니지만, 출혈성 뇌졸중에는 악영향을 미칠 수 있다.[30]

생선 섭취는 또 어떨까? 1주에 1회 미만의 생선 섭취 그룹에 비해 1회/주 그룹은 16%, 2~4회/주 생선 섭취 그룹은 21% 정도 심혈관 사망률을 낮추어주었다. 용량-반응 관계 또한 파헤쳐보았는데, 하루 15g의 생선 섭취를 더 할수록 심혈관 질환 사망률은 6%씩 낮아졌다.[31]

생선의 종류와 조리 방법 또한 심혈관 대사에 영향을 미칠 수 있다. 연어, 도미, 농어 같은 유성 생선dark meat fish이 대구, 메기 같은 흰살생선보다 최고 10배까지 오메가3 지방산 함유량이 높으며, 굽는 방법보다 찌는 방법으로 조리해야 오메가3 지방산이 덜 파괴된다.

섬유질 섭취의 중요성

섬유질의 섭취는 매우 중요하다. 장내 미생물 군대의 주된 식사 메뉴이기 때문이다. 전문가들은 하루 섭취량을 25~30g으로 추천한다. 하지만 영국 사람 10명 중 1명만이 30g의 섬유질을 매일 섭취한다. 대부분의 사람들은 하루 20g 미만의 섬유질을 먹는다. 섬유질은 두꺼운 갈색 빵 1개에 2g, 껍질을 벗기지 않은 사과 1개에 4g, 껍질이 있는 감자 1개에 2g, 당근 1개에 3g 들어 있다. 섬유질을 많이 섭취하는 사람들은 적게 섭취하는 사람들에 비해 총 사망 및 심혈관 질환의 위험에서 벗어날 확률이 15~30% 높다. 저섬유질 식사(하루 15g 미만)를 하는 1,000명을 고섬유질 식사(25~29g)로 전환시키면 13명의 사망자를 무덤에서 데리고 올 수 있으며, 이 중 6명이 심장병의 올가미에 걸리지 않는다는 계산이 선다.[32]

2014년 질병관리본부에서 발표한 〈우리 국민의 영양 부족 및 과잉 섭취 현황)에 따르면 지난 30여 년간 우리 국민의 식생활 변화는 다음과 같았다.

- 단순 당 섭취량이 3.5배 증가
- 지방으로부터 섭취하는 에너지 비율이 3배 증가
- 동물성 단백질 비율이 4배 증가, 곡류 에너지 비율이 3분의 1 감소
- 외식과 가공 식품 및 건강기능식품 섭취 등의 의존도가 매우 높음

시급히 개선해야 할 사항들이 아닐 수 없다.

음식을 먹는 순서에 관하여

식사할 때 채소 위주의 섬유질을 제일 먼저 먹으면 체내 혈당 상승 속도가 완만해지며, 소화 흡수되는 시간이 길어져서 먹는 양을 줄일 수 있다. 그리고 단백질은 흡수되는 열량 자체는 높지 않으면서 포만감을 가져다줄 수 있고, 소화될 때 소모되는 열량이 크기에 유리하다. 결론적으로, 에너지 밀도가 낮은 음식부터 섭취하면 총 섭취 열량이 감소한다.

도쿄의 초등학교 1학년 학생들을 대상으로 채소, 생선/육류, 빵/밥 중 어느 음식을 가장 먼저 섭취하는지 조사한 후, 과체중과의 연관성을 살펴본 논문이 있다. 채소를 먼저 먹는 학생들보다 단백

질/육류 섭취를 가장 먼저 한 학생들의 과체중 위험이 1.8배 높았다.[33] 미국 성인 당뇨 환자를 대상으로 한 연구도 음식 먹는 순서의 중요성을 일깨워준다. 채소/단백질을 먼저 먹고, 탄수화물을 나중에 섭취한 경우 혈당 상승 정도가 절반으로 둔화되었다.[34]

차 마시기

녹차는 혈압과 콜레스테롤을 낮출 수 있다. 녹차를 마시면 수축기 혈압이 약 2mmHg 낮아졌으며, 총 콜레스테롤은 5mg/dL, 저밀도 콜레스테롤은 7.3mg/dL 정도로 낮아졌다. 녹차의 30~40% 정도는 폴리페놀polyphenol이라는 항산화 물질인데, 이로 인해 혈관을 확장시켜주고, 디노프로스톤 PGE2 prostaglandin E2라는 염증 물질을 감소시키기 때문인 것으로 보인다.[35]

여러 관찰 연구들을 종합해보면, 녹차를 하루 1~3잔 섭취하는 것은 적게는 9%에서 많게는 29%까지 심혈관 질환 발생이나 사망 위험률을 낮추어준다고 보고되고 있으며, 더 많이 섭취할수록 효과도 크게 나타났다.[36]

미국 존스홉킨스 의대 연구팀이 6천5백여 명의 사람들을 11년 동안 추적 관찰한 연구를 예로 들면, 매일 1잔 이상 차를 마시는 습관을 가진 사람들은 심혈관 질환의 마수에 걸릴 가능성이 29% 낮아졌다. 이는 여러 인종 공통으로 나타났는데, 차를 가장 많이 마시는 것으로 알려진 중국계 미국인에게서 그 효과가 가장 두드러졌으며, 카페인 섭취량과는 독립적으로 작용하였다.[37]

하루 일과에 지쳐갈 때, 과당이 들어 있게 마련인 에너지 드링크나 탄산음료 대신 따뜻한 차 한 잔으로 쉼표를 찍으면 심혈관 건강에도 분명히 도움이 될 것이다.

커피는 하루 3잔 정도 마셔도 된다

필자가 전공의였을 때만 해도 "커피는 혈압을 올릴 수 있기 때문에 피하셔야 합니다."라는 권고가 옳았다. 그런데 이제는 그러한 의견이 구시대의 잘못된 충고가 될 가능성이 높아져버렸다. 커피에는 무려 1,000개 정도의 생화학 물질이 함유되어 있고, 항산화·항염증 효과가 있는 것으로 밝혀지고 있기 때문이다. 총 218편의 메타 분석을 한데 모아 검토해본 방대한 리뷰에서 저자들은 커피를 거의 안 마시는 것보다 하루 3~4잔 정도 마시는 것이 심혈관 건강에 가장 좋은 영향을 미친다고 보고했다. 심혈관 질환의 발생이나 사망 위험을 15~19% 줄여주었기 때문이다. 단, 임신부는 주의가 필요한데, 저체중 출산이 1.3배, 조산의 위험성이 1.2배 증가했기 때문이다. 그리고 골다공증이나 식도염에 대해서는 나쁜 방향으로 작용하기 쉬우니, 상기 질환의 위험성이 있다면 3잔 이상 마시는 것은 개인별로 조절하는 것이 맞겠다.[38] 그리고 수축기 혈압이 160 이상이면 하루 1잔 이하로 섭취하는 것이 좋다는 연구 결과도 있어 참고하면 좋겠다.

마시는 것에서 절대 피해야 할 음료

– 탄산음료를 포함한 가당 음료 sugar-sweetened beverage: SSB

가당 음료 섭취는 불난 집에 기름 붓는 격이다. 가당 음료가 심혈관 건강에 좋지 않은 이유는 급격한 혈당 반응을 일으킴으로써 인슐린 저항성을 일으키며 포만감을 오히려 저해하는 데 있다. 전세계적으로 한 해 약 18만 4천 명의 목숨이 가당 음료 과다 섭취로 인한 심혈관 질환으로 사라지고 있다.

에너지 드링크 섭취는 하지 말아야 한다

에너지 드링크는 특히 만 18~34세의 젊은 성인들에게서 한 달 평균 섭취량이 1~4개에 이를 정도로 판매량이 늘고 있다. 그런데 이에 대한 부작용 중 절반이 넘는 경우가 부정맥을 포함한 심혈관계에서 나타났다고 보고되고 있다.(드물지만 심정지까지 보고된 예도 있다.)[39]

스위스 프리부르대학교 연구팀은 정상 체중을 가진 건강한 젊은 성인들을 대상으로 에너지 드링크 1캔(355ml)을 먹게 한 후, 심장에 가해지는 급성 부담(20분~2시간 사이에 측정)을 수돗물을 먹게 한 그룹과 비교해보았다. 에너지 드링크를 마신 그룹은 수축기와 이완기 혈압, 심박수 모두 짧은 시간 안에 상승하였고, 심장에 가해지는 부담 또한 증가하였다. 그리고 뇌혈류 공급량도 감소하는 결과를 보여주었다.[40]

다른 임상 시험에서도 5~6캔의 에너지 드링크를 마셨을 때 수

그림 8-4 에너지 드링크가 심혈관 위험 요인을 증가시키는 기전

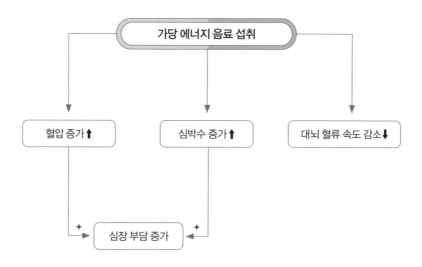

축기 혈압은 6.6mmHg, 이완기 혈압은 4.2mmHg나 증가하였다는 결과도 있다. 에너지 드링크가 심혈관에 미치는 악영향은 교감신경을 과활성화시키는 카페인과 과당 때문인 것으로 판단된다. 젊은이들을 생각 외로 심혈관 전쟁에서 쉽게 무릎 꿇게 만들 수 있는 것이 에너지 드링크인 것이다.

향신료를 음식에 추가하자

지중해식 식사는 여러 허브와 향신료를 보조적으로 포함함으로써 음식의 맛을 높이고 소금과 기름의 필요성을 줄여주는 특징을 가지고 있다.

표 8-3에서 확인할 수 있듯이, 향신료를 풍부하게 쓰는 국가에

표 8-3 향신료와 심혈관 질환 이환률

식사 종류	향신료	심혈관 질환 이환율
서구식 식사	향신료 없이 주로 소금과 설탕	11~15%
지중해식 식사	아니스, 바질, 카다몬, 계피, 처빌, 후추, 정향, 커민, 고수, 마늘, 민트, 육두구, 오레가노, 고추, 로즈마리, 사프란, 세이지, 백리향	1.5~3.2%
중국식 식사	계피, 커민, 후추, 마늘, 생강, 육두구, 호로파, 겨자씨	5%
인도 식사	카다몬, 후추, 커민, 육두구, 겨자씨, 사프란, 마늘	7~11%
중동 식사	사프란, 후추, 커민, 계피, 올스파이스, 파슬리	7~11%

서 심혈관 질환 발생률이 낮게 나타난다.

향신료들은 면역세포에서의 사이토카인 분비를 억제하여 항염증 효과를 가져오고, 혈중 콜레스테롤을 조절해줌으로써 심혈관 건강에 이바지한다. 또한 마늘, 칠리 페퍼, 사프란, 계피는 혈압 조절에도 관여하는 것으로 알려져 있다. 향신료가 채소나 과일의 영양분을 대체할 수는 없지만, 환경적 요인으로 과일과 채소 섭취를 제대로 할 수 없는 지역에서는 향신료를 식사에 첨가해서 심혈관 질환의 예방에 기여할 수 있을 것으로 판단된다.[41]

건강한 식단이 완성되었다면, 향신료 외에 또 추가할 만한 주요 식품이 두 가지 있다. 바로 식초와 올리브오일이다.

식초가 심혈관 건강에 미치는 효능

식초를 의학적 용도로 쓰는 것은 역사가 오래되었다. 의학의 아버지 히포크라테스는 피부 궤양이나 욕창 치료에 사용하였고, 18세기에 태어나 91세까지 장수한 미국의 2대 대통령 존 애덤스는 매일 아침 식사에 사이다 식초를 곁들였다. 미국식품의약국(FDA)에 따르면 100mL당 4g 이상의 아세트산을 포함하여야 자연적인 식초로 인정된다.

식초에는 사이다 식초cider vinegar와 일반 식초 두 종류가 있다. 사이다 식초는 과일 주스로 만들어지며, 일반 식초는 곡물, 사과, 포도 또는 사탕수수와 같은 재료를 쓴다. 이 중에서 사이다 식초가 심혈관 기능 향상에 탁월한 효과를 나타내는데, 항 당뇨 효과와 더불어 저밀도 지단백 산화를 억제하여 혈중 콜레스테롤 수치를 낮추어 준다.[42] 하버드 의대에서 7만 6천여 명의 건강한 여성들을 알파-리놀렌산(불포화지방산인 오메가3 지방산으로서 아마씨유나 호두 기름, 사이다 식초 드레싱에 많이 포함됨) 섭취 정도에 따라 다섯 그룹으로 나눈 뒤, 10년간 추적 관찰한 연구가 있다. 가장 적게 섭취한 군에 비해 최상위 그룹은 허혈성 심장 질환의 위험 감소가 45%였고, 두 번째 상위 그룹은 33%였다. 특히 사이다 식초를 드레싱으로 삼아 샐러드를 1주에 5회 이상 열심히 섭취한 여성들은 54%나 위험이 감소하는 결과를 보였다.[43]

하지만 시중에서 흔히 볼 수 있는 식초들은 과당이 함유되고, 양조 과정을 거쳐 자연 발효물이 아닌 경우들이 많다. 천연 발효 식초를 선별하여 자주 섭취해보자. 채소에 드레싱으로 뿌려 먹으면 안성맞춤일 듯하다.

심혈관 보호를 위한 올리브오일 섭취

지중해식 식사에서 가장 특징적이고 중요한 성분이 바로 올리브오일이다. 그것도 트랜스지방이 없는 숙성된 올리브를 냉압기로 갓 짠 엑스트라 버진 올리브오일Extra-virgin olive oil: EVOO. 스페인 남성들을 대상으로 4일 동안 올리브오일을 매일 25ml씩 마시게 했을 때, 몸에 이로운 고밀도 지단백 콜레스테롤이 상승하였다. 이탈리아에서 과체중을 가진 제2형 당뇨병 환자들에게 행해진 또다른 임상 시험에서는, 8주간의 올리브오일(매일 25ml) 섭취가 공복 혈당과 당화 혈색소, 염증성 사이토카인 수치 모두를 낮추어주었다.[44]

그림 8-5와 같이 엑스트라 버진 올리브오일에는 오메가9 불포화지방산인 올레산oleic acid과 함께 페놀 화합물이 들어 있는데, 혈관 내피 기능을 개선시키며, 콜레스테롤 대사 또한 좋게 한다. 그리고 혈소판의 응집과 응고 인자들의 활성을 감소시켜서 동맥경화반이 덜 생기게 해주며 산화 스트레스를 줄이는데, 여기에는 염증 유도 유전자의 발현을 억제하는 것 또한 포함된다. 엑스트라 버진에 풍부한 폴리페놀은 정제된 혼합물이 80% 이상 들어 있는 일반적인 올리브오일에는 거의 없기 때문에 비싸더라도 엑스트라 버진 올리브오일을 먹는 것이 좋다.

그러므로 오스트리아 빈대학 연구팀이 84만 명 이상의 자료를 종합 분석하였을 때, 다른 단가 불포화지방산Monounsaturated fatty acid: MUFA과 다르게 올리브오일이 뇌졸중 발생을 17% 낮추고, 심혈관 질환 사망을 12% 낮추는 결과가 얻어졌을 것이다.[45] 올리브

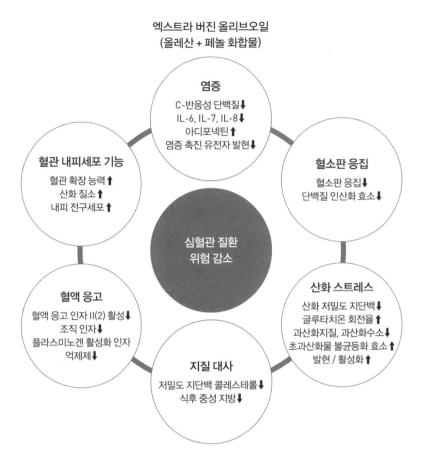

그림 8-5 심혈관 전쟁에서 승리를 가져다주는 엑스트라 버진 올리브오일의 효과

오일의 섭취량은 매일 반 스푼, 즉 7g 이상이 좋으며, 포화지방이 다량 함유된 마가린, 버터, 마요네즈 대신 섭취하는 것이 좋다. 미국 심장학회에서 표현한 문구가 인상적이다. "달콤한 장수를 위한 엑스트라 버진 올리브오일의 쓴 맛(The Bitter Taste of Extra Virgin Olive Oil for a Sweet Long Life)"

과일 섭취에 관하여

직업에 귀천이 없듯이 과일에도 귀천이 없겠지만, 심혈관 전쟁의 무기가 될 과일들을 소개하고자 한다.

1. 사과

사과는 풍부한 비타민 공급원(주로 C 및 E)으로서, 미네랄(칼륨 및 마그네슘), 섬유질 및 폴리페놀이 풍부하게 들어 있다. 사과의 2~3%는 섬유질인데, 사과에 함유된 섬유질 및 폴리페놀은 장에 도달하여 온전한 형태로 흡수된다. 이것이 바로 장내 미생물 군대에 심혈관 질환에 대한 높은 방어력을 부여할 수 있는 것이다.[46] 7만 5천여 명의 스웨덴 사람들을 10년 동안 조사한 연구에서 사과와 배를 충분히 섭취한 집단이 뇌졸중 위험성을 11% 낮게 보인 것도 우연이 아닐 것이다.[47]

2. 키위

다른 과일과 비교할 때 녹색 및 금색 키위는 비타민 C·E·K, 엽산, 칼륨, 섬유질 및 식물 화학물질phytochemical이 예외적으로 높다. 따라서 고밀도 지단백질 콜레스테롤을 증가시키고, 중성 지방과 혈소판 응집을 감소시킬 수 있어 심혈관 전쟁의 든든한 아군이 될 과일이다.[48]

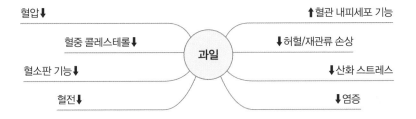

그림 8-6 **과일이 심혈관 전쟁에서의 승리에 기여하는 능력들**[49]

혈압⬇

⬆혈관 내피세포 기능

혈중 콜레스테롤⬇

과일

⬇허혈/재관류 손상

혈소판 기능⬇

⬇산화 스트레스

혈전⬇

⬇염증

3. 포도

포도씨에서 추출된 프로안토시아니딘Proanthocyanidin이 동물 실험에서 혈관 내피 보호 효과가 있었다. 또한 혈관 확장 역할을 해주는 산화 질소의 활성화와도 관계 깊은 성분이다. 포도가 가진 폴리페놀의 일종인 레스베라트롤resveratrol, 안토시아닌 색소anthocyanin 등도 혈중 지질 감소, 항고혈압 효과, 산화 스트레스 억제, 혈소판 기능 개선, 심근 기능 보호 등 다양한 방면에서 심혈관 질환 위험에 대한 방패가 되어줄 것으로 판단되고 있다.

4. 기타 — 아보카도, 블루베리, 토마토

상기 소개한 과일들은 **그림 8-6**과 같은 공통 기전을 가지고 심혈관 기능 유지에 기여한다.

해조류도 열심히 섭취하자

현재 세계 최장수 국가는 일본이다. 해조류를 많이 먹는 습관이 장수로 이끄는 것은 아닐지 하는 생각이 든다. 우리나라나 일본은 김, 미역, 톳, 다시마, 파래 등의 해조류를 바다의 채소로 생각한 반면, 서양 사람들은 'seaweed'라는 단어에서 알 수 있듯이 바다의 잡초로 생각한 듯하다. 그런데 일본에서 15년 동안 9만여 명을 대상으로 해조류 섭취 정도에 따른 심혈관 질환의 발병을 살펴본 연구가 있다. 남성의 경우, 거의 매일 해조류를 먹은 사람들이 안 먹은 사람들에 비해 허혈성 심질환은 24%, 전체 심혈관 질환은 12% 덜 걸렸다. 여성들의 허혈성 심질환 예방 효과는 더욱 컸는데, 44%나 위험성이 줄었다.

해조류의 심혈관 질환 예방 효과 기전은 콜레스테롤 강하 효과와 안지오텐신 전환효소 저하를 통한 혈압 강하 효과 두 가지를 들 수 있다.[50]

1 콩, 두부, 생선을 자주 먹고, 육류는 1주일에 3회 미만을 유지한다.

2 나물, 샐러드, 쌈 등으로 채소 섭취를 유지한다.

3 매일 여러 색깔의 과일 섭취를 잊지 않는다.

4 음료수, 과자, 아이스크림, 케이크 등의 단순 탄수화물 섭취를 최대한 자제한다.

5 잡곡, 생선, 과일, 채소, 약간의 유제품 등으로 골고루 식사하되 적정량을 섭취한다.

6 견과류도 매일 한 움큼씩 먹는다. 해조류 섭취도 빼놓지 말자.

7 부작용이 없는 한, 차와 커피는 2~3잔 마시는 것이 심혈관 건강에 도움이 된다.

8 주요 영양소를 건강에 좋은 종류로 잘 배분했다면 그 위에 향신료, 식초, 올리브오일을 얹어놓자. 이는 심혈관 전쟁 준비를 더욱 견고하게 해준다.

9장   심혈관 질환에 대한 최선의 공격

운동은 온몸의 장기를 깨워 심혈관을 튼튼하게 한다

운동은 단순히 근육의 수축만을 가져다주지 않는다. 그림 9-1처럼 운동을 시작하면 뇌에서 척수신경을 통해 내려가는 운동 신경들이 작동하게 된다. 신경계 이외에도 심혈관계, 호흡계, 호르몬계, 대사계도 모두 촉진시킨다. 단순히 체중을 줄여주는 활동으로만 인식하면 안 된다. 운동은 다방면으로 좋은 영향을 준다.[1]

운동을 하면 근육에서 중추 신경계로 가는 신경 또한 활성화되고, 운동 과정에서 발생하는 산소 소비와 혈당과 체온 조절 등으로 인하여 뇌에서 근육, 심혈관계, 호흡계, 대사계, 신경내분비계로 가는 중추 중심의 조절이 시작된다.

근육의 작용에 초점을 맞추면 그림 9-2와 같다. 비만으로 복부 지방이 쌓이게 되면 지방세포에서 나오는 아디포카인이 체내에 분비되어 당뇨병, 심혈관 질환이 발생할 위험이 증가하는데, 근육에서 생성되는 마이오카인이 아디포카인의 작용을 저해시킴으로써,

그림 9-1 자발적이고 역동적인 운동에 대한 신체 장기들의 생리학적 반응

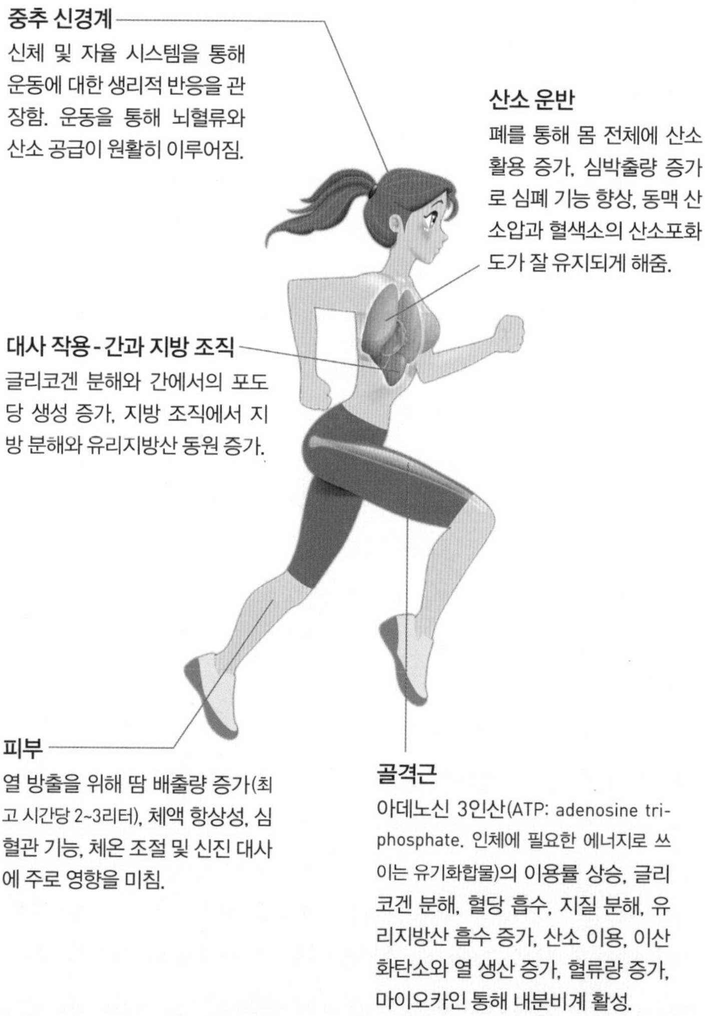

중추 신경계
신체 및 자율 시스템을 통해 운동에 대한 생리적 반응을 관장함. 운동을 통해 뇌혈류와 산소 공급이 원활히 이루어짐.

산소 운반
폐를 통해 몸 전체에 산소 활용 증가. 심박출량 증가로 심폐 기능 향상, 동맥 산소압과 혈색소의 산소포화도가 잘 유지되게 해줌.

대사 작용 - 간과 지방 조직
글리코겐 분해와 간에서의 포도당 생성 증가, 지방 조직에서 지방 분해와 유리지방산 동원 증가.

피부
열 방출을 위해 땀 배출량 증가(최고 시간당 2~3리터), 체액 항상성, 심혈관 기능, 체온 조절 및 신진 대사에 주로 영향을 미침.

골격근
아데노신 3인산(ATP: adenosine tri-phosphate. 인체에 필요한 에너지로 쓰이는 유기화합물)의 이용률 상승, 글리코겐 분해, 혈당 흡수, 지질 분해, 유리지방산 흡수 증가, 산소 이용, 이산화탄소와 열 생산 증가, 혈류량 증가, 마이오카인 통해 내분비계 활성.

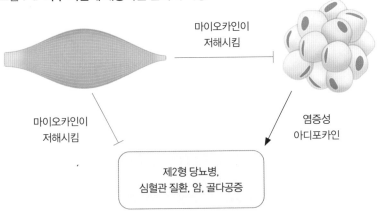

그림 9-2 **복부 비만에 대응하는 근육의 작용**[2]

마이오카인이
저해시킴

마이오카인이
저해시킴

염증성
아디포카인

제2형 당뇨병,
심혈관 질환, 암, 골다공증

심혈관 질환의 발병을 감소시키게 되는 것이다. 현재까지 근육 섬유에서 뿜어져 나오는 마이오카인으로 밝혀진 물질은 마이오스타틴myostatin, IL-6, IL-7, 뇌유래 신경영양인자, 인슐린 유사 성장인자 1 IGF-1, 섬유아세포 생장인자 2 FGF-2 등 여러 가지가 있다. 더 구체적으로 살펴보면, 그림 9-3처럼 LIF, IL-4, 6, 7, 15가 근육을 커지게 해주는데 마이오스타틴은 오히려 근육 비대를 방해한다. 그런데 운동을 하면 간에서 폴리스타틴follistatin이라는 물질이 이 마이오스타틴의 작용을 방해함으로써 근육 생성을 돕는다. 근육이 커지면 간에서의 당 대사가 원활해지며, IL-6의 글루카곤 유사 펩티드-1 GLP-1 자극에 의해 인슐린 분비가 제대로 이루어지고, 지방세포에서의 지방 분해 또한 활발해진다. 그리고 폴리스타틴 관련 단백질-1이라는 물질을 통해 혈관 내피 기능을 향상시킴으로써 심혈관 질환의 예방에 첨병 역할을 담당하게 된다. 운동이 각 장기에 미

그림 9-3 분비 기관으로서의 골격근

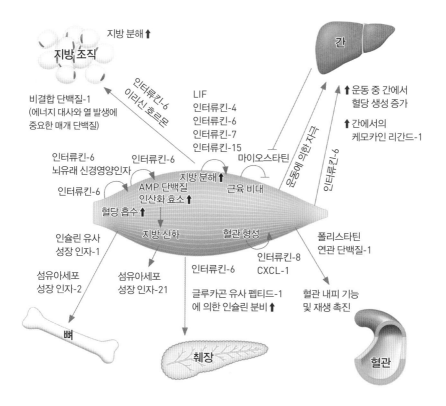

치는 긍정적인 영향들이 심혈관계에 집중적인 효과를 불러일으키는 것이다.

단기간 운동에서 근육의 분자생물학적 변화

운동은 세포 호흡을 관장하여 에너지 공장이라 불리는 미토콘드리아의 생성에 큰 역할을 담당한다. 캐나다 궬프대학 연구팀은 반복적인 운동 자극이 사람의 근육에 어떤 분자생물학적인 변화를

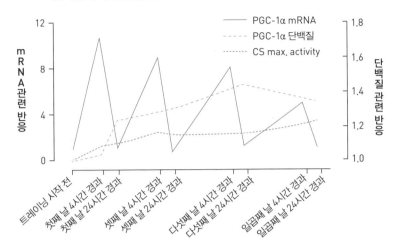

그림 9-4 **2주간의 고강도 인터벌 트레이닝 동안의 PGC-1α mRNA, PGC-1α 단백질의 최대 활동 변화**

범례:
PGC-1α mRNA
PGC-1α 단백질
CS max. activity

*PGC-1α : 퍼옥시좀 증식 - 활성 수용체 G - 보조활성자 -1 알파
 CS : 시트르산 합성효소 (citrate synthase)

주는지 알아보았다. 연구팀은 건강한 남성 9명을 뽑아 총 7회의 인터벌 운동interval training(높은 강도와 낮은 강도의 운동을 반복하는 신체 훈련 방법)을 시행하였고, 1회부터 7회에 이를 때까지 12%씩 강도를 더 세게 하였다. 그리고 1, 3, 5, 7회 운동 후의 단백질 생성, 근육에 관련된 미토콘드리아의 mRNA와 단백질의 전사transcription 정도를 측정하였다. 근육 내에는 Peroxisome proliferated-activator receptor-γ-coactivator-1α PGC-1α라는 분자물질이 있는데, 우리가 저항성 근력 운동을 하면 다량 생성되어 근육을 부풀리는 역할을 한다.

그림 9-4를 보면 PGC-1α의 유전자 발현을 담당하는 mRNA

가 운동 시작 후 4시간이 지나면 10배 이상 증가하였다가 24시간 이 지나면 다시 운동 시작 전 수준으로 감소함을 알 수 있다. 이러한 패턴이 반복되어 톱니 모양을 그리는데, 운동을 하면 할수록 증가 폭은 서서히 감소함을 알 수 있다. 하지만 PGC-1α 단백질의 생성은 처음 운동 후 24시간 동안에는 20% 정도 증가하였다가 3번째와 7번째 운동 횟수에 다다르면 30~40% 증가 수준으로 안정된 생산량에 다다르게 됨을 알 수 있다. 이것이 바로 운동을 하면서 근육이 생성되는 과정을 분자생물학적으로 분석해본 것이다.[3]

운동을 해서 근육 생성에 자극을 주는 것은 하루가 지나면 그 효과가 미미해지니까 운동을 꾸준히 해야 하는 이유를 제시해주는 연구인 셈이다.

운동은 염증 조절 유전자의 발현을 건강에 좋은 방향으로 이끈다

운동이 염증 반응을 관장하는 유전자 표현에 어떤 영향을 미치는지 살펴본 연구들이 있다. 실내 자전거 운동을 하였을 때 말초 혈액세포 내에서 311개의 유전자가 즉각적으로 변화를 일으켰고, 운동을 마칠 때쯤부터 1시간 정도의 회복 시간까지는 552개의 유전자가 상향 조절되었는데, 이 유전자들은 염증 반응과 스트레스에 관여하는 것들이었다.[4]

스페인 레온대학 연구팀은 평균 연령 70세의 남녀 노인을 대상으로 8주 동안 1주일에 2회씩 저항성 운동을 시행한 참가자를 운동을 하지 않은 사람들과 비교하였다. 저항성 운동을 시행한 그룹에서 TLR Toll-like Receptor(염증 반응을 매개하는 중요한 수용체)의 단백질 표현 정도가 감소하였다. 또한 염증 정도를 나타내는 C반응성 단백질CRP 수준도 운동 그룹에서 감소하였다.[5] 운동은 근육뿐만 아니라, 면역계에서 중요한 자리를 차지하는 백혈구 등 말초 조직의 힘을 길러주는 데도 관여한다. 면역계는 동맥경화 발생에 중요 역할을 하므로 심혈관 질환의 관리와 예방에 운동이 얼마나 중요한지 잘 알 수 있을 것이다.[6]

명상과 요가 등 이완을 목적으로 하는 운동 또한 후성유전학적 변화와 염증 감소를 가져다준다.

요가, 태극권, 기공, 명상 등의 운동(이러한 운동을 정신-신체를 아우른다 하여 Mind-body intervention, MBI라 한다.)을 하였을 때 유전자가 면역계 조절 단백질을 어떻게 생산하는지 리뷰한 결과, 스트레스가 많은 상황에서 많이 생산되는 NF-kB nuclear factor kappa B 수치를 줄여주었다. 이 물질은 염증을 유발하여 심혈관 질환의 발병을 빨리 나타나게 할 수 있다.[7]

운동이 DNA 메틸화와 텔로미어 길이에 미치는 영향

좌식 생활을 주로 해서 움직임이 별로 없는 남녀에게 운동을 새로 시작하게 하였을 때, 근육과 관련된 수많은 유전자의 메틸화가 억제되었다.[8]

스웨덴 룬드대학교 연구팀은 6개월 동안 1주일에 2회 운동을 시행하는 것이 지방세포에 후성유전학적 변화를 광범위하게 가져다준다는 것을 확인하였다. 연구팀은 젊은 남성을 선발하여 장기간의 운동 후에 유전자 분석을 하였는데, 무려 유전자 7천 6백여 군데에서 DNA 메틸화가 이루어졌다. 염증 반응을 일으키는 유전자의 스위치는 꺼지고, 항염증 반응과 연관된 유전자의 스위치는 켜지는 현상이 나타나서 유산소 운동 습관이 지방세포를 신진 대사가 촉진되는 방향으로 이끌어준 것이다.[9]

중간 단계 이상의 운동은 텔로미어 길이를 짧지 않게 하는 데 결정적인 역할을 한다.[10] 미국 성인 6천5백여 명을 대상으로 중간 강도 운동, 고강도 운동, 출퇴근시 도보나 자전거 이용, 근력 운동의 4가지로 나누어서 위 운동을 얼마나 하는지 나누어 보았다. 그러고 나서 운동을 전혀 하지 않았던 사람들의 텔로미어 길이와 비교했는데, 1가지 운동을 하는 사람들은 3%, 2가지 운동을 한 사람은 24%, 3가지 운동을 한 사람은 29%, 그리고 4가지 형태의 운동을 모두 한 사람은 무려 52%의 확률로 텔로미어 길이가 가장 긴 그룹에 속할 가능성이 용량-반응 관계로 증가하였다. 즉 움직임의 형태를 다양하게 하는 것을 다 갖출수록 건강한 노화의 길로 들어설 확률이 크다는 뜻이다.[11]

이것을 나이로 환산하여 본다면, 활동 정도가 높은 사람들은 9년이나 더 젊은 상태를 유지한다고 계산할 수 있었다.[12]

운동이 장내 미생물에 미치는 영향

운동이 장내 미생물총의 구성에도 영향을 미치는지에 대하여 간접적으로 살펴볼 수 있는 연구가 있는데, 럭비팀 프로 선수들의 장내 미생물총을 조사해본 것이었다. 프로 운동 선수들의 장내 미생물 다양성은 일반인보다 더 두드러졌다. 물론 이는 운동뿐만이 아니라 프로 운동 선수들의 식이 패턴도 같이 포함하여 보았기 때문에 운동의 장내 미생물에 대한 단독적인 영향을 보기는 힘들지만, 그 영향을 간접적으로 살펴보았다는 데 의의를 둘 수 있을 것이다.[13]

핀란드 연구팀은 71명의 젊은 여성을 모집하여 심폐 운동 능력이 장내 미생물 조성에 영향을 미치는지 알아보았는데, 심폐 능력이 낮은 여성 참가자들이 건강에 좋은 의간균의 숫자가 적음을 발견하였다.[14] 미국에서 20대 성인들을 대상으로 한 연구에서도 심폐 기능이 향상될수록 장 세포 구성이 더욱 좋았다.[15]

운동은 크게 두 가지 형태로 장내 미생물총에 좋은 영향을 끼치는 것으로 추측된다. 첫 번째는 장내 미생물총의 구성을 더욱 다양하게 하는 것이고, 두 번째는 장내 점막의 면역계를 활성화하는 것이다.[16]

그림 9-5는 장내 미생물과 면역계 간의 상호 작용에 운동이 어떤 영향을 미치는지 나타내고 있다. 운동은 장내 점막 고유층에 위치한 톨유사수용체의 민감성을 향상시켜서 다음의 세 가지 작용을 증강시킨다.

그림 9-5 **운동이 장내 미생물과 면역 체계를 연결해주는 기전**

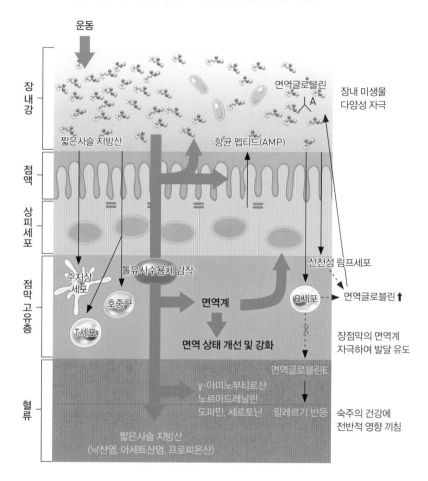

① 장 점막 면역 시스템을 자극하여 활성화시킴, GABA(γ-아미

노부티르산)

② 노르아드레날린, 도파민, 세로토닌 같은 호르몬-신경전달

물질이 장내 미생물총으로 인해 생산됨

③ 짧은사슬 지방산의 생성 증가(신경전달물질 합성과 연관 있으며, 식욕 조절의 역할도 담당함)

심혈관 전쟁에서 빛을 발하는 운동의 방어력

골감소증을 영어로는 osteopenia('뼈'를 뜻하는 'osteo'에 '부족함'을 뜻하는 'penia'가 합쳐진 단어)라고 하는데, 이름에서 알 수 있듯이 부족을 나타낸다. 최근에는 근감소증, 즉 '살'을 뜻하는 'sarco'와 'penia'가 합쳐진 'sarcopenia'가 중요한 개념으로 대두되고 있다. 특히 노년층에서 피하 지방이나 몸 전체의 지방량보다 복부 내장 지방이 더 늘어나게 되어 있는데, 이는 근육의 손실 때문으로 보인다.[17] 고려대 의대에서 심혈관 질환 환자들을 대상으로 연구한 결과, 3년 뒤에 해당 병이 악화되는 주요 요인 중 하나로 근감소증을 꼽았다.[18] 성균관 의대 연구팀이 3만 1천여 명의 건강한 사람들을 대상으로 근육량을 조사하고, 동시에 관상동맥 CT를 찍어 동맥경화 위험도를 측정한 결과 이 둘은 정확히 반비례 관계를 나타내었다. 특히 근감소증이 가장 심한 경우 심혈관 전쟁에서 무릎 꿇을 확률은 2.3배까지 치솟았다. 근육이 노년을 위해 꼭 저축해야 할 신체 원금+이자임을 알려준 중요한 연구였다.[19]

저항력 단독 운동은 심혈관 질환 사망 정도를 17% 낮추었고, 유산소 운동과 병행한 경우는 40%나 낮추어주었다. 따라서 저항력 운동을 꼭 하되, 유산소 운동과 병행하는 것이 좋겠다.[20]

요가 또한 심혈관 질환의 위험성을 감소시킬 가능성이 있다. 요

그림 9-6 **운동이 심혈관계를 보호하는 기전들**[21]

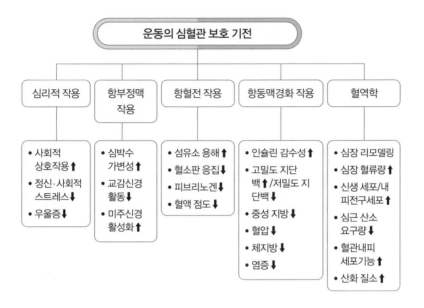

가를 하면 비만도가 0.8, 체중이 2kg, 혈압이 5mmHg, 저밀도 지단
백 콜레스테롤이 12, 중성 지방이 26mg/dL 줄었고, 몸에 좋은 고
밀도 지단백 콜레스테롤은 3만큼 증가하였다.[22] 앞서 텔로미어 길
이를 덜 짧게 하려면 여러 가지 운동 형태를 병합하는 것이 가장 좋
다고 하였는데, 유산소＋근육＋유연성 운동을 모두 섞는 것이 심혈
관 예방 및 관리에 최적임을 엿볼 수 있다.

운동의 양과 질 모두를 올려야 한다

우리는 흔히 "하루 만 보 걸으면 건강해진다."라는 말을 자주
듣는다. 그리고 이는 사실일 가능성이 높다. 미국 국립암연구소에서

그림 9-7 **하루 평균 걸음 수에 따른 심혈관 질환 사망 위험**[23]

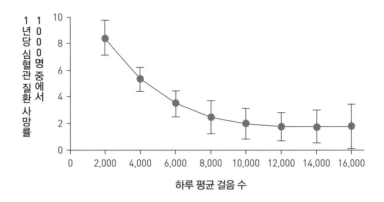

하루 평균 걸음 수

40세 이상 성인들을 대상으로 하루 평균 걸음 수를 잰 후, 10년 뒤 심혈관 질환에 걸려 사망한 사람 수를 계산하였다. 걸음 수별로 하루 4,000보 미만, 4,000~7,999보, 8,000~11,999보, 12,000보 이상의 네 그룹으로 나누었다. 사망자 수는 8,000보 이상부터 뚜렷한 감소를 보임을 알 수 있다. 만 보도 좋지만, 8,000보부터 가장 낮은 위험도를 보인다.(그림 9-7)

하지만 단순히 많이 걷는다고 심혈관 전쟁에서 이길 수 있는 것은 아니다. 영국 레스터대학 연구팀은 42만 명의 자료를 모아 6년 동안 걸음 속도가 심혈관 질환 사망에 미치는 영향을 조사하였다. 걸음 속도가 느린 사람들은 빠른 사람들에 비해 심혈관 질환에 의한 사망 위험률이 70% 상승하였다. 느리게 걷는 것이 심혈관 질환의 든든한 방패가 되지 못할 가능성이 큰 것이다.[24]

그렇다면, 운동을 얼마나 강도 높게 해야 할까? 격렬한 강도의 운동은 6MET 이상으로서, 숨이 매우 차고 말하기 어려운 상태에서의 강도를 뜻하는데, 이는 중간 강도의 운동에 비해 심폐 능력과 대사 능력에 더 도움이 되는 것으로 알려져 있다. 그러면 격렬한 운동을 얼마나 할 것이며, 또 어떤 인구 집단에서 행해야 할 것인가? 이것에 대한 답을 엿볼 수 있는 결과는 호주 제임스쿡대학의 연구에서 찾아볼 수 있다. 이들은 호주 성인 남녀 20만 명 이상을 격렬한 운동 수준이 그들의 신체 활동 중 차지하는 비율이 얼마냐에 따라 0%, 1~29%, 30% 이상으로 나누었다. 0% 그룹에 비해 중간 정도의 격렬한 운동 비율을 보인 그룹은 9%, 최상위 그룹은 13%의 총 사망률 감소를 보였다. 주목할 만한 것은, 나이별로 살펴보았을 때, 45세에서 64세까지의 성인은 최상위 그룹에 속해야 사망률이 감소하는 반면, 65세 이상의 노년층에서는 1~30%의 강도로 운동하는 것이 사망률을 낮추었다는 점이다. 또한 비만이 아닌 사람들은 중간 그룹이든, 최상위 그룹이든 사망률이 낮아진 반면, 비만인 사람들은 운동 시간의 30% 이상을 격렬한 운동에 투자해야 사망률이 낮아졌다. 여기서 유추 가능한 것은 노년층은 격렬한 운동 비율을 너무 높일 필요가 없으며, 이미 비만층으로 건강 등급이 떨어졌다면 더욱더 노력해야 한다는 점이다.[25]

현재 WHO에서는 총 신체 활동량을 최소한 1주에 600MET분 이상 시행해야 건강에 이득이 있다고 홍보한다. 이것은 빠르게 걷기 1주에 150분, 달리기 주당 75분과 같다.

워싱턴대학 연구팀은 신체 활동량이 증가할수록 당뇨병, 허혈

표 9-1 MET와 신체 활동

신체 활동	예
저강도 신체 활동 (주로 휴식할 때)	<3
TV 시청	1.0
천천히 걷기(2.7~4km/시간)	2.3~2.9
중간 강도 신체 활동 (숨이 조금 차며, 말은 할 수 있으나 노래는 못하는 정도)	3~6
보통 걷기(4.8~5.5km/시간, 통근시)	3.3~3.6
자전거 타기(16km/시간, 통근시)	4.0
고강도 신체 활동 (숨이 매우 차고, 말하기가 어려운 정도)	>6
달리기, 등산, 수영, 테니스, 스키	7.0~8.0
팔굽혀펴기, 윗몸일으키기, 턱걸이, 기타 중량 운동	8.0
줄넘기	10.0
계단 오르기	15.0

참고 : MET이란 무엇이고, 어떻게 적용되는 것일까?
MET는 Metabolic Equivalent of Task의 약자로 1분간 소비되는 단위 체중당 에너지 소비량을 말한다. 쉽게 말해서 얼마나 열량을 소모하는지 나타내는 단위라 보면 된다. 성인이 가만히 쉬고 있을 때를 1 MET(산소 3.5mL/kg/min 소모)로 보면 된다.
　1주일에 13MET-hours를 소모하는 것은 시속 6.4km의 속도로 (5METs) 걷기 운동을 1주일에 150분 실천하거나, 시속 9.6km 달리기(9.8METs)를 1주일에 75분 실천하는 것과 같다. 이렇게 운동을 하면 1주일에 체중이 약 1% 줄어든다고 한다.

성 심질환과 뇌혈관 질환의 위험성이 얼마만큼 감소하는지 알아보았다. 조사 결과 신체 활동량이 심혈관 질환을 예방해주는 이득은 신체 활동량의 증가가 1주당 3,000MET분(예를 들면, 계단 오르기 10분, 청소 15분, 달리기 20분, 출퇴근시 25분간 걷거나 자전거를 타는 것을 매일 하면 1주에 3,000MET분 정도의 신체 활동량이 나온다. 즉 몸을 움직이는 시간이 약 1시간, 그리고 숨찬 정도의 운동을 30분 매일 유지해야 한다는 얘기다.) 정도로 상승하였을 때 가장 뚜렷이 나타났다. 중요한 점은 심혈관 질환을 예방하려면 WHO 기준보다 더 많은 활동량이 필요했다는 것이다. 600MET 미만의 신체 활동량을 지닌 사람을 기준으로 놓았을 때, 8,000MET 이상으로 신체 활동량을 유지한 사람들은, 당뇨는 28%, 허혈성 심질환은 25%, 뇌졸중은 26% 덜 걸렸다. 결국 운동량이 많을수록 더 좋다는 뜻이 된다.[26]

일본 쓰쿠바 의대 연구팀은 약 10만 3천 명의 참가자를 대상으로 심폐 능력 정도가 심혈관 질환의 위험에 어떤 영향을 미치는지 알아보았다. 달리는 속도가 시속 1km 증가할수록(1MET 증가할 때마다) 심혈관 질환에 걸릴 확률은 13% 낮아졌다. 심폐 능력 정도를 하위·중간·상위 그룹으로 나누어 보았을 때, 하위 그룹은 상위 그룹보다 심혈관 질환 발생 위험도가 56% 상승하였다. 또한 중간 그룹에 비해서도 47% 상승하였다. 심폐 기능을 상위 그룹에 속하게 하는 것이 제일 좋지만, 적어도 중간 단계까지는 올려놓아야 오래 건강하게 살 수 있다는 뜻이다.[27]

하지만 현실은 어떤가? 미국에서 성인 50%만이 유산소 운동 기준을 충족하고 있으며, 유산소 운동과 근력 운동을 포함한 기준까지 범위를 넓히면, 20%만이 충족하고 있다.[28]

중간 강도 이하의 운동과 운동 형태에 따른 심혈관 질환에의 영향 차이

중간-고강도 운동이 가장 좋은 것은 사실이다. 그 정도에 미치지 못하더라도 운동은 하는 것이 좋다. 주말 전사라는 표현이 있다. 일주일에 1~2회만 75분 정도 운동하는 것. 이 정도만 운동해도 좌식 생활에 젖은 사람보다는 심혈관 질환 사망률이 줄어들었다.[29] 그리고 1주에 1시간이라도 가볍게 뛰기, 노 젓기, 하루에 30분이라도 빠르게 걷기, 1주에 30분이라도 근력 운동을 하는 것 또한 안 하는 것보다 30% 가까이 심혈관 질환 발생과 사망 위험을 줄여주었다.[30]

그렇다면 같은 운동이라도 형태가 다르면 그만큼 심혈관에 미치는 효과가 다를까? 참고될 만한 연구는 5만 5천 명 이상이 참여한, 15년 동안 조깅이 미친 영향을 들여다보면 될 듯하다. 조깅은 최고 45%까지 심혈관 질환을 예방해주었는데, 달린 시간, 거리, 빈도, 그리고 속도에 따른 차이가 없었다. 가장 낮은 속도로 (그래도 시속 10km에 육박한다.) 하루 5~10분 달린 것도 뚜렷한 효과가 있었기 때문이다.

과한 운동은 심혈관에 악영향을 미치는가?

그림 9-8은 사실 가만히 누워 있는 사람에게서 심혈관 사망률이 높은 것을 나타내는 그림이다. 그런데 열심히 뛰고 있는 사람을 보면, 사망률이 오히려 살짝 올라갔다.

그림 9-8 **신체 활동 부족이 초래하는 결과**

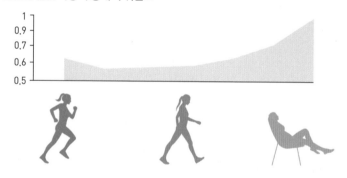

에너지 불균형, 산화 스트레스, 골격근 기능 부전,
혈당 조절 장애, 염증, 혈관 기능 부전

비만, 심혈관 질환, 뇌졸중, 고혈압,
심부전, 암, 골다공증, 제2형 당뇨병

심혈관 질환 사망의 상대적 위험도

110만 명의 영국 여성을 9년간 추적 관찰한 연구에서 중간 강도(주당 2~3번 운동)의 운동을 시행한 여성들은 심질환, 뇌졸중, 정맥혈전증의 발병 확률이 모두 낮아졌다. 그런데 운동을 과격하게 행한 여성들은 되려 중간 강도 운동 시행 그룹보다 뇌졸중, 정맥혈전증의 발병 위험도가 더 올라가버렸다.[31]

그렇다면, 이미 심장 질환에 걸린 사람들이 "난 운동으로 앞으로 다시 닥칠 위협에서 벗어날 거야." 하고 운동에 매진하면 어떻게 될까? 심근경색의 마수에 걸렸던 2천 4백여 명의 미국인을 대상으로 10년 넘게 조사한 바로는, 신체 활동을 지나치게 하는 것(하루에 7.2 MET-h 초과)은 신체 활동 부족이 심혈관 질환에 미치는 사망 확률과 맞먹었다.[32]

즉 매일매일 등산, 테니스, 수영, 계단 오르기, 줄넘기에 매진하면 좋지 않을 수 있다. 하루에 100분 이상 매일 운동을 하는 것은 그리 좋지 않다는 보고도 있다.

몸을 바로 하고 고개를 편다

운동을 할 때 가장 중요한 자세가 무엇일까? 해당 근육에 대한 집중? 아니다. 목을 세우고 허리를 펴서 다가올 운동의 효과를 온몸으로 잘 받는 것이다. 대학생들과 직장인들은 컴퓨터 작업을 하기 일쑤며, 스마트폰의 빠른 보급으로 걸어 다닐 때조차 목을 굽혀 스마트폰을 신주단지 모시듯이 하는 사람들이 늘고 있다. 고개가 1cm씩 앞으로 나올 때마다 2kg의 무게가 가해진다고 한다. 나이가 경추증cervical spondylosis의 가장 큰 원인이겠지만, 나쁜 자세 또한 악영향을 미치는 것이 틀림없다. 몇몇 연구에서 경추증이 목 주위의 신경을 압박하여 교감신경의 부조화와 과활성화에 기여한다고 보고하였는데, 경추증 수술 치료를 받은 고혈압 환자는 수술 후에 혈압 조절이 더 원활히 되었다는 연구도 존재한다.

대만의 차이나 의대 연구팀은 5만 6천여 명을 10년 넘게 조사하였는데, 경추증은 급성 관상동맥 증후군의 위험을 13% 높였다. 척수를 지나가는 신경이 손상된 척수병증myelopathy이 있으면 이 수치는 20% 증가하였다. 증세가 심할수록 심혈관에도 악영향을 미치는 셈인데, 재활 치료를 받거나 감압술 치료를 받아 증세가 나아지면 치료를 받지 않았던 경추증 환자보다 급성 관상동맥증후군의 위험이 30% 감소하였다. 경추증이 심혈관 질환과 연결되는 기전에는 교감신경의 활성화 외에도 심박수 증가, 염증 증가를 들 수 있다.[33]

9장 요약

1 운동은 근육뿐만 아니라 중추 신경계, 심혈관계, 호흡계, 대사계, 신경내분비계 등 우리 신체의 곳곳을 활성화시켜 심혈관 질환의 위협에 대항할 수 있는 든든한 무기가 된다.

2 운동 역시 다른 건강한 습관과 마찬가지로 DNA 메틸화나 텔로미어 길이 유지 등의 유전학적 변화를 가져다주며, 만성 염증 정도를 줄이고 장내 미생물 군대도 건강하게 탈바꿈시키는, 공통된 심혈관 질환에 대한 대처 기전을 가지고 있다.

3 운동은 심혈관 질환의 예방·관리 측면에 강력한 보호 인자이다.

4 운동의 강도에서는 특히 심폐 능력 향상에 주력해야 하며, 유산소 운동을 근간으로 저항력 운동과 유연성 운동 등 여러 종류를 섞어 하는 것이 바람직하다.

5 운동 전후의 스트레칭 시행과 목과 허리를 펴는 올바른 자세 또한 심혈관 질환의 위험에 대처하는 방법이 될 수 있다.

10장 　 좌식 생활을 피해야 한다

~~~~~~

　　15세기에 태어나 67년을 살아 당시로서는 장수했던 레오나르도 다 빈치. 그는 자신만의 건강관리 규칙 중 하나를 이렇게 적어 놓았다고 한다.

　　"식탁을 떠나자마자 서 있고, 점심을 먹은 뒤에 바로 잠들지 마라."

　　좌식 생활('신체 활동 없이 움직이지 않는 시간이 많은 생활'을 줄여서 표현)의 정도는 우리의 예상보다 훨씬 큰 부분을 차지한다. 우리나라 사람들은 이동, 업무, TV, 인터넷 미디어, 식사 등으로 낮시간의 8~9시간을 좌식 생활에 할애하고 있다. 미국 사람들은 TV를 하루에 보통 5시간 보니까 전체적인 좌식 시간을 따지면 8시간 정도는 가만히 앉아 있을 것이다.[1]

　　좌식 생활의 영역은 전 세계적으로 그 범위를 확장하고 있다.

인류가 이렇게 좌식 생활에 젖게 된 것은 100년이 채 안 되었다. 백화점이나 지하철역에서 에스컬레이터를 이용하지 않고 계단으로 올라가는 사람들은 100명 중 3명밖에 없다고 한다. "최소한의 비용으로 최대한의 효과를." 경제의 가장 중요한 원칙이다. 현대 사회는 "최소한의 움직임으로 최대한의 효과를!"이라는 슬로건을 우리 몸 세포 하나하나에 심어주고 있는지도 모른다. 그러나 그 효과는 당장의 편안함에는 플러스일지라도 심혈관 질환의 건강에 대해서는 마이너스다.

전 세계적으로, 신체 활동의 부족은 해마다 5백만 명의 목숨을 앗아가는 원인이 되는데, 이는 담배가 미치는 악영향에 버금가는 정도이다.[2]

호주 퀸즈랜드대학에서 성인 남녀 8천 800명을 대상으로 6년 동안 TV 시청 시간에 따라 수명이 얼마나 감소하는지 조사해보았다. TV 시청 시간이 하루 1시간씩 늘어날 때마다 총 사망률은 8%씩 증가하였다. TV 시청 시간이 0인 사람에 비해, TV를 하루 6시간 시청하는 사람들은 수명이 5년 가까이 짧았으며, TV 시청 시간이 매일 1시간씩 늘어날 때마다 25세 이상부터의 기대 수명이 22분 더 짧아졌다.[3] 유명한 미국 프라밍햄 코호트 연구에서도 50세 이상 인구 4천여 명을 대상으로 40년 이상 추적 관찰한 결과, 좌식 생활은 중간 단계의 신체 활동에 비해 수명을 1.4년 깎아 먹었으며, 신체 활동이 왕성한 경우에 비해서는 3.6년의 수명을 갉아먹었다.[4]

좌식 생활은 심혈관 질환을 불러일으키는 원인 중 중요도 면에서 네 번째인 것으로 파악되고 있으며, 그 위험도는 신체 활동이 활발한 사람에 비해 거의 2배에 달한다.[5]

좌식 생활이 심혈관 전쟁 준비에 미치는 영향들

건강을 유지시켜주는 역할을 하는 미생물들이 좌식 시간이 긴 여성들에게서 더 적게 발견된다.

좌식 생활은 인슐린 저항성을 올리기 쉽다. 덴마크의 스테노 당뇨센터 연구팀은 20명의 젊은 남성들을 모집하여 9일간 침대에 주로 머물게 한 후 4주간 운동을 다시 시작하게 하였다.(이는 일주일에 6일 동안 하루 30분 자전거 운동으로 구성되었다.) 9일 동안의 짧은 기간 동안 인슐린 저항성이 나타났으며, 무려 4천 500개의 유전자에서 변화가 나타났다. 그리고 4주 동안 열심히 운동하여도, 한 번 나빠진 인슐린 저항성과 유전자의 변화는 부분적으로만 정상화되었다. 특히 대사 조절을 담당하는 미토콘드리아 기능에 연관된 유전자들에서 표현력이 저하되었으며, 당뇨병을 유발시킬 수 있는 유전자의 발현도 나타났다.[6]

좌식 생활은 텔로미어 길이를 더 짧게 할 수 있다. 미시시피대학교 연구팀은 TV 보기·비디오 게임하기·컴퓨터 사용이, 백혈구 내의 텔로미어 길이와 연관이 있는지 살펴보기 위해 성인 6천 400여 명의 자료를 조사하였다. 좌식 생활이 1시간 길어질수록 텔로미어 길이는 7%씩 짧아졌다.[7] 하나가 빠진 듯하다. 바로 염증이다. 호주의 폐경 여성 1천 명을 5년간 관찰한 연구에서 TV 시청 시간이

그림 10-1 **신체 활동 부족과 심혈관 질환 발생 간의 연관성**[8]

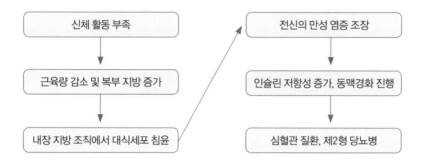

매일 1시간 길어질 때마다 C반응성 단백질CRP의 수치가 상승하였다.[9]

반대로 가만히 있지 않고 서 있는 자세가 어떻게 우리 몸에 좋은 영향을 미칠 수 있을까? 일어서 있는 자세는 혈액 순환, 에너지 소비 및 근육 수축을 원활케 한다. 이 생리적 기전들은 포도당 조절, 미토콘드리아 기능 및 혈관 내피 기능을 향상시킬 수 있기에 심혈관 전쟁에 꼭 필요한 방패가 될 수 있다.[10]

좌식 생활과 연관되어 증가할 수 있는 심혈관 질환의 위험성

좌식 생활은 폐색전증(혈류 내에서 부유물이 혈관을 좁히거나 막는 현상)의 위험성 증가와도 관련이 있다. 일본 오사카대학 연구팀은 8만 6천여 명의 성인 남녀를 모집한 후 TV 시청 시간이 늘어날수록 폐색전증이 더 잘 생기는지 여부를 19년의 기간을 두고 살펴보았다. 2.5시간 미만 TV 시청자에 비해 5시간 이상 TV 시청자는 폐색전증 발생 위험이 2.5배 더 높게 나타났으며, 2시간씩 TV 시청이 증가할 때마다 색전증 발생 위험이 40%씩 증가하였다. 특히, 60세 미만에서 5시간 이상 시청자는 6배, 2.5~4.9시간 시청자는 3배의 폐색전증 위험성을 안고 있는 것으로 나타났다.[11] 젊을수록 좌식 시간이 심혈관에 미치는 악영향이 클 수 있다는 의미다. TV 시청에 대해서만 조사한 결과지만, 최근 컴퓨터나 스마트폰 이용으로 인한 좌식 시간 증가가 어떤 영향을 미칠지도 궁금해지는 대목이다.

미국 국립암연구소 팀에서 성인 22만여 명을 대상으로 14년 동안 조사한 연구 또한 비슷한 결과를 보여주었다. TV 시청 시간이 2시간 늘어날수록 심장 질환으로 인한 사망 위험은 23% 늘어났으며, 당뇨로 인한 사망 위험은 56% 늘어났다. 이 연구에서 또 하나 주목해야 할 결과는 중간 강도 이상의 운동을 한다고 해서 좌식 생활로 인해 증가한 심혈관 질환 사망 위험이 수그러들지 않았다는 사실이다.[12]

교통수단의 선택과 심혈관 질환

그렇다면 출퇴근 때 몸을 움직이는 것이 심혈관 질환의 발생이나 사망률을 줄일 수 있을 것인가? 영국 글라스고대학 연구팀은 영국 성인 약 26만여 명을 모집하여 5년 동안의 자료를 모았다. 도보/자전거 이용자와 자동차/대중교통 수단 이용자를 비교하였는데, 자전거를 포함한 대중교통 수단 이용은 심혈관 질환 발생을 46% 낮추고, 사망 위험은 52% 낮추었다. 또한 걸어서 출퇴근하는 것은 심혈관 질환의 발생을 27% 줄였으며, 사망 위험을 36% 줄임으로써 상당한 수준의 예방 효과가 있었다.[13]

운동 시간이 길어도 좌식 생활이 길면 무너진다

사람이 운동을 열심히 한다면 가만히 앉아서 생길 수 있는 건강상의 위험을 감소시키거나 제거할 수 있을까? 노르웨이 연구팀은 백만 명 이상의 참가자가 포함된 16개의 논문을 모아 중등도의 운동 시간 정도에 따라 4개 그룹으로 나누고, 앉아 있는 시간과 TV를 시청하는 시간을 기준으로 각각 4개 그룹으로 더 자세히 나누었다.

중등도의 운동 강도는 시속 5.6km으로 걷는 운동이나 시속 16km로 사이클을 타는 것으로 정의하였다. 앉아 있는 시간이 4시간 미만인 그룹을 기준으로 삼았을 때, 8시간 이상 앉아 있다면 하루 65분 이상의 중등도 운동을 해야 사망률이 낮아졌고, 6~8시간 앉아 있다면 하루 50분 정도는 운동을 해야 사망률이 낮아졌다. TV를 보는 시간이 3시간 이상일 때도 하루 65분 이상 중등도 운동을 하여야 TV를 1시간 미만 보는 사람들에 비해 사망률이 더 증가하지 않았다. TV를 5시간 이상 시청한다면 운동을 열심히 했을 때 사망률이 조금씩 줄긴 하지만 완전히 사라지지 않았고, 운동을 65분보다 더 시행해도 TV를 1시간 미만 보는 그룹에 비해 사망률이 15% 높게 나타났다. 왕성한 운동이 비활동적인 습관에 의해 생기

표 10-1 **신체 운동량의 계층화와 함께 살펴본 좌식 시간과 총 사망 위험 간의 관계**

운동 시간	좌식 시간 <4시간/하루	좌식 시간 4~6시간	좌식 시간 6~8시간	좌식 시간 8시간 초과
5분 미만	1(기준)	1.08	1.09	1.27
5분~30분	1(기준)	1.04	1.06	1.12
30분~65분	1(기준)	1.05	1.03	1.10
65분 초과	1(기준)	1.00	1.01	1.04

* 수치는 총 사망 위험도를 나타낸다.

는 심혈관 위험을 어느 정도 상쇄시키기는 하나, 가만히 앉아 있거나 TV 시청을 하는 시간을 줄여야 하는 것 또한 중요하다고 해석할 수 있다.[14]

표 10-1을 보면, 하루 운동 시간에 관계 없이 좌식 시간이 하루 4시간 미만인 사람들을 가장 건강하다고 가정하였음을 알 수 있다. 표에 명기된 수치는 예를 들어 1.09이면 9%, 1.27이면 27%의 위험성이 더 올라갔다고 해석하면 된다. 운동은 분명히 좌식 시간이 길어짐에 따라 증가한 총 사망 가능성을 감소시키는 역할을 한다. 그런데 좌식 시간이 하루 8시간을 초과해버리면, 하루 65분보다 더 많이, 정말 땀나게 운동해야 겨우 총 사망 위험을 잡을 수 있다는 결과가 나타났다. 그러니 하루에 1시간 미만으로 운동해도 좌식 시간이 8시간을 초과하면 심혈관 위험에 직면하기 쉬워진다.

운동 선수들을 대상으로 2주 동안 주로 침대에 누워 있게 하는 실험이 있었다. 단 2주 동안의 임상 실험에서 운동을 업으로 삼는 사람들이 2년간 단련해온 근육을 잃어버리고 말았다고 한다. "공든 탑이 무너지랴!"라고 하지만, 무너지는 것은 한순간일 수 있다. 그 짧은 기간의 좌식 생활이 운동 선수의 공든 탑을 무너뜨린 것이다.

이렇듯 좌식 생활이 심혈관 질환에 미치는 악영향이 상당한데, 좌식 생활이 줄어들 기미는 전혀 나타나지 않고 있다. 세계보건기구WHO는 2018년에 전 세계 인구의 5분의 1에 해당하는 14억 명의 사람들이 좌식 생활에 빠져 있으며, 이 수치는 2001년에 비해서도 거의 개선되지 못한 것이라고 발표하였다. 이는 가만히 앉아 있어야 하는 직업이나 취미의 숫자가 늘어난 것과 더불어 교통수단의 발달이 주요 원인으로 꼽히고 있다. 좌식 생활이 심혈관 질환에 미치는 악영향을 생각하면 서둘러 개선되어야 할 상황인 것이다.[15]

2003~2004년 미국 국민영양조사에서 6천 3백여 명의 성인들을 조사한 바에 따르면, 좌식 시간 1시간을 운동으로 바꾸면 사망 확률을 42% 줄일 수 있고, 집안일이나 가볍게 걷기 등 신체 활동 시간으로 바꾸면 사망 확률을 30% 줄일 수 있다는 계산이 나왔다.[16]

지금까지의 결과를 토대로 보면 우리가 얼마나 열심히 운동하든지 간에 좌식 생활은 심혈관 질환의 위험을 높인다. "오래 앉아 있으니 그만큼 운동하면 되겠지."라고 할 수 있지만, 그 시간과 강도는 전문 스포츠 선수만큼 해야 겨우 도달하지 않을까 추측되므로 운동도 중요하지만, 좌식 생활을 줄이는 것을 꼭 염두에 두어야 한다.

10장 요약
〰〰〰〰〰〰〰〰〰〰〰〰〰〰〰〰〰〰〰〰〰〰〰〰

1 좌식 생활이 심혈관 질환에 미치는 악영향은 흡연이 미치는 정도와 대등할 수 있다.

2 좌식 생활은 장내 미생물 변화, 염증, 후성유전학적 변화 등의 익히 알려진 기전을 통해 심혈관 질환의 위험에 더욱 노출되게 만들 수 있다.

3 좌식 생활은 운동량과는 별도로 관리되어야 하며, 단독적으로 심혈관 질환의 발생이나 악화와 연관된다.

4 좌식 생활이 심혈관 건강에 대해 심각한 영향을 미칠 수 있음을 주지하여, 조금이라도 더 걷고, 더 서 있으려 노력해야 한다.

11장 햇볕 쬐기의 위력, 비타민 D의 역할

알렉산더 대왕이 그리스 철학자 디오게네스에게 찾아와 이렇게 말했다. "필요한 것이 있으면 소원을 들어줄 테니 말해보시오." 디오게네스는 이렇게 대답했다. "아무것도 필요 없으니 햇볕이나 가로막지 말아 주시게."

드넓은 아프리카 초원을 보면 하늘과 땅이 맞닿는 지평선이 태양의 열기로 이글거린다. 하지만 도시의 풍경은 어떤가? 빌딩 숲에는 태양을 피해 숨을 수 있는 그늘이 너무나 많아서 아프리카와는 정반대의 풍경을 보여준다.

땅 위 모든 생물의 에너지원이 되는 햇볕을 쬐면 기분이 좋아지고, 하루 종일 흐리거나 비가 내리는 날이면, 몸이 찌뿌둥해지면서 삶의 의욕 또한 한풀 꺾임을 느낄 수 있다.

햇볕이 심혈관 건강에 관여하게 하는 물질들

햇볕은 인체 내에서 네 가지 물질이 생성되게 함으로써 심혈관 건강을 유지하는 데 도움이 된다. 첫 번째 물질은 산화 질소nitric oxide다. 산화 질소는 신경 말단 내피에서 분비되는 강력한 혈관 확장 물질인데, 내피세포와 혈관 소근육세포에 작용하여 혈관 확장, 혈소판 응집 저해, 근육세포 조절 작용을 통해 혈관 수축을 줄이고, 혈압을 낮추는 역할을 해준다.[1]

두 번째 물질은 세로토닌serotonin이다. 세로토닌은 아미노산인 트립토판에서 유래된 화학물질로서, 뇌, 위장관, 혈소판, 지방세포에 존재하며, 행복 호르몬happiness hormone이라 불리기도 한다. 중추 신경계에서 만들어진 세로토닌은 주로 감정 상태, 식욕, 수면-각성 주기, 그리고 생체 리듬을 조절한다. 세로토닌이 모자라면 우울증, 불안증 등이 생긴다. 또한 식욕 및 음식물 선택에 있어서 중요한 조절 인자로 작용하며 탄수화물 섭취와 가장 관련이 있는 것으로 알려져 있다.

감정 상태, 식욕, 수면, 생체 리듬의 조절이 심혈관 건강에 얼마나 중요한지 상기시킨다면 이 호르몬이 심혈관에도 중요함을 알 수 있다. 무엇보다 세로토닌은 심혈관에 직접 관여하는 호르몬이다. 혈관 수축과 확장 조절, 심장 수축과 이완 조절을 하기 때문이다.[2]

햇볕으로 인해 혈소판에서 세로토닌이 분비되어 활성화되면 그림 11-1과 같은 과정을 통해 심혈관계를 조절한다.

세 번째 물질은 멜라토닌이다. 이는 세로토닌과 연결되는데, 뇌

그림 11-1 **혈소판에서 활성화된 세로토닌이 혈관 수축/확장에 미치는 이중 효과**

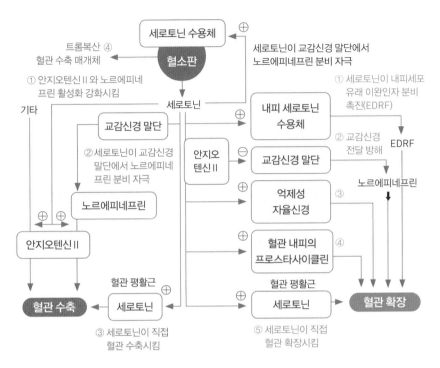

*빨간 부분 1~4 : 세로토닌이 혈관 수축을 일으키는 기전
  파란 부분 1~5 : 혈관 확장 기전

송과선pineal gland에서 생성된 세로토닌은 멜라토닌으로 변화한다. 멜라토닌은 다른 기관으로 순환하면서 생물학적 주기에 지대한 영향을 미친다. 체내 멜라토닌은 낮에 낮아졌다가 저녁에 평균 수치로 회복되고, 새벽 2~4시에 최고조에 이르면서 생체 주기를 조절한다.[3] 밤에 농도가 증가한 멜라토닌은 빛을 쐬게 되면, 눈에서 뇌를 거쳐 가는 경로를 통해 분비가 억제되고 대개 12~15시간 정도

지나면 다시 농도가 높아져 수면을 유도하게 된다. 따라서 아침에 햇볕을 직접 바라보는 것이 중요하다.[4] 생체 리듬이 심혈관에 대해 가지는 중요성은 뒤에서 다루므로 참고하도록 하자.

그리고 네 번째에 해당하는 물질이 이 장에서 가장 많은 내용을 차지할 비타민 D이다.

비타민 D의 생물학적 대사

햇볕을 쬐어야 그 안의 자외선(특히 자외선 B)이 피부에 닿을 것이고, 이때 피부에 있던 콜레스테롤 유사 물질이 비타민 D 전구물질로 변한다. 그런데 비타민 D 합성을 방해하는 것들이 많이 존재한다. 대기 오염은 자외선 B가 통과하는 것을 방해하며, 구름 많은 날도 마찬가지다. 35도 이상의 위도에 속한 나라들은 겨울에 자외선이 땅까지 도달하지 못한다. 창문이나 자외선 차단제는 자외선 B를 대부분 차단해버린다. 비타민 D와 심혈관 질환의 연관성은 40여 년 전 위도가 높은 나라에서는 심혈관 질환으로 인한 사망자가 많고, 고도가 높아 햇볕에 더 많이 노출되는 지역에서는 심혈관 질환 사망이 감소하는 반비례 관계를 보인 사실에서 발견되었다. 스코틀랜드와 같이 위도가 높은 나라에서는 햇볕을 쬐기 어려운 겨울에 심혈관 질환 사망자가 늘어난다.

신체 내 거의 대부분의 세포는 비타민 D에 대한 수용체receptor를 가지고 있다. 이것이 바로 비타민 D가 염증을 줄여 심혈관 건강에 중요한 역할을 하는 이유이다.

그림 11-2 비타민 D의 체내 합성 과정과 내분비계를 통해 심혈관계에 미치는 영향[5]

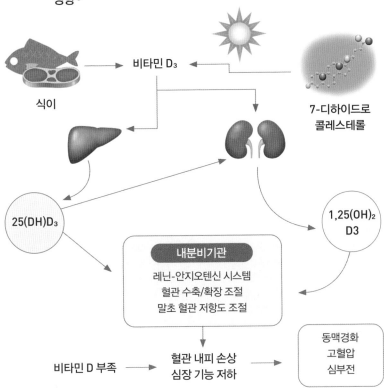

비타민 D는 30ng/mL 이상이 되어야 충분한 정도이며, 21~30 사이는 부족, 그리고 20 미만인 경우 결핍이라고 정의한다. 전 세계 인구 중 10억 명가량이 비타민 부족이거나 결핍 상태일 것으로 추산되고 있다. 우리나라의 경우는 어떠할까? 지난 2008년부터 2014년까지 7년간 국민건강영양조사 자료를 기반으로 하여 4만여 명의 비타민 D 상태 추이를 조사한 결과 비타민 D가 결핍된 남성

과 여성은 각각 23%, 14% 증가한 것으로 나타났다. 2014년에는 평균 수치가 남성 17ng/mL, 여성 16ng/mL로 모두 결핍 상태였다. 비타민 D 결핍 상태에 있는 사람의 비중은 남성 75%, 여성 83%로, 10명 중에 8명가량은 결핍 상태이니 상당히 심각한 수준이다.

비타민 D는 피부의 햇볕 노출(자외선 B)에 의해 합성된다. 계란, 유제품, 생선 기름(연어, 참치, 정어리), 버섯, 소고기, 씨리얼 등에도 포함되어 있으나, 음식 섭취로는 인체에 필요한 양을 충족시킬 수 없다. 따라서 거의 대부분이 햇볕으로부터 온다고 보면 된다.

비타민 D는 간과 신장을 통해 체내에서 활성화된 후 VDR(비타민 D 수용체)을 통해 레닌-안지오텐신계Renin-Angiotensin System: RAS에 붙은 후, 심혈관계가 잘 작동하도록 조절한다. 이것이 충분한 비타민 D가 심혈관 질환의 발생을 감소시키는 기전이다.

비타민 D 시스템은 심혈관 질환과 연관된 후성유전체에 영향을 주어 세포 주기 조절, 칼슘 대사, 염증 반응 등을 감독할 수 있다. 또한 반대로 후성유전학적 변화가 비타민 D 시스템이 제대로 작동하지 못하게 할 수도 있다.

우리 몸의 방어 작용이 제대로 작동하지 않으면 당뇨, 비만, 대사 증후군의 덫에 걸려 심혈관 전쟁 준비의 태세에서 밀리게 되는 것이다. 초기에는 비타민 D 시스템 구성 요소들의 손발이 척척 맞아떨어져서 발병이 되지 않지만, 비타민 D 시스템이 후성유전학적으로 오랫동안 잘못 작동하게 되면 비타민 D 농도가 낮아짐으로써

그림 11-3 **비타민 D와 심혈관 질환의 위험 간의 관계**

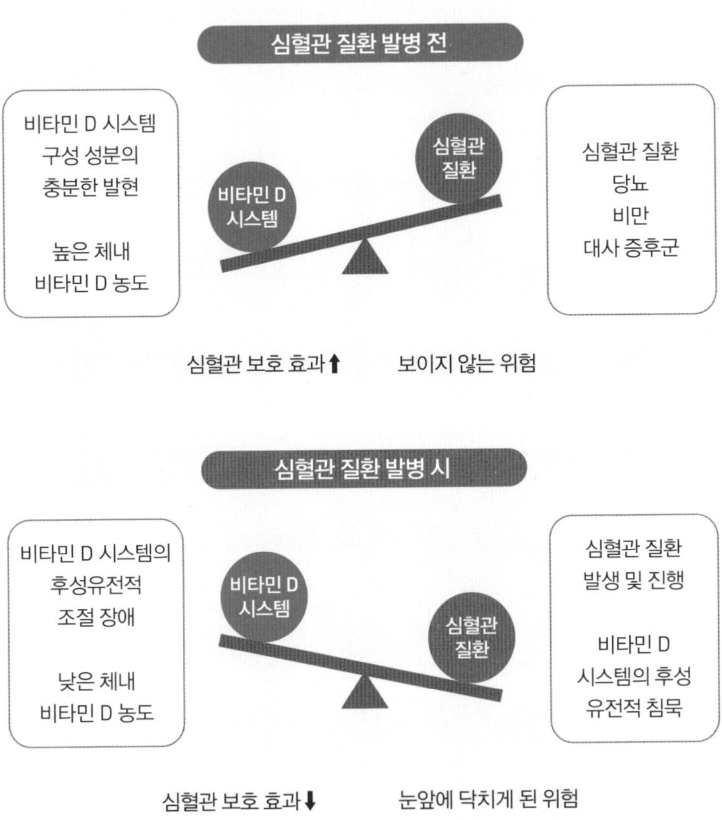

심혈관 질환 발병 전

비타민 D 시스템
구성 성분의
충분한 발현

높은 체내
비타민 D 농도

비타민 D
시스템

심혈관
질환

심혈관 질환
당뇨
비만
대사 증후군

심혈관 보호 효과↑   보이지 않는 위험

심혈관 질환 발병 시

비타민 D 시스템의
후성유전적
조절 장애

낮은 체내
비타민 D 농도

비타민 D
시스템

심혈관
질환

심혈관 질환
발생 및 진행

비타민 D
시스템의 후성
유전적 침묵

심혈관 보호 효과↓   눈앞에 닥치게 된 위험

심혈관 질환의 발병으로 이어진다.(그림 11-3)

쥐에게서 비타민 D가 부족하면 2세대 더 아래, 즉 손자뻘까지 DNA 메틸화를 일으켰다.[6]

비타민 D 수용체가 관여하는 면역 반응은 장내에서도 이루어짐으로써 장내 미생물과도 연관이 클 가능성 또한 제기되고 있다.[7]

햇볕 쬐기와 심혈관 질환의 위험성

스웨덴 카롤린스카 대학병원 연구팀이 청장년층의 성인 3만여 명을 대상으로 20년간 추적 관찰한 전향적 코호트 연구 내용을 보면, 햇볕 노출 시간이 긴 사람과 노출 시간이 짧았던 사람 간에 피부 악성 흑색종malignant melanoma에 의한 사망률 차이가 없었다.[8] 햇볕 노출로 인한 피부 악성 흑색종의 위험성은 생각보다 위험하지 않을 수 있다는 것이다.

이 연구에서 가장 중요한 결론은 피부암을 예방하기 위해 햇볕 보기를 꺼리면 심혈관 질환 발생의 위험이 커진다는 것이다. (악성 흑색종의 사망률은 심혈관 질환 사망률의 43분의 1밖에 안 되며, 뇌졸중에 국한하더라도 23분의 1밖에 되지 않는다.[9])

앞서, 위도/고도가 증가함에 따라 심혈관 질환 사망 정도가 비례/반비례 관계에 있다고 설명하였다. 전반적인 혈압 수치와, 고혈압 환자의 숫자 또한 적도에서 멀리 있는 나라일수록 더욱 증가한다.[10] 적도와 멀리 떨어진 나라(영국이나 스웨덴 등)에서 여름보다 겨울에 심근경색, 뇌졸중, 혈전 색전증의 위험성이 증가한다.[11] 카롤린스카대학 연구팀은 3만여 명의 여성들에게서 햇볕 노출 습관에 대한 자료를 얻어냈다. 그리고 평균 11년의 세월에 걸쳐 햇볕 노출 습관과 정맥혈전증 간의 연관 관계에 대해 조사하였다. 여름이든 겨울이든 혹은 해외 여행이든 일광욕을 즐기는 여성들은 정맥혈전증이 30% 더 적게 나타났다.[12]

햇볕을 쬐는 것은 혈압을 낮추는 효과가 있을 수 있다. 보스턴

그림 11-4 **빛이 심혈관 건강과 연관 맺게 만드는 네 가지 분자 물질들**

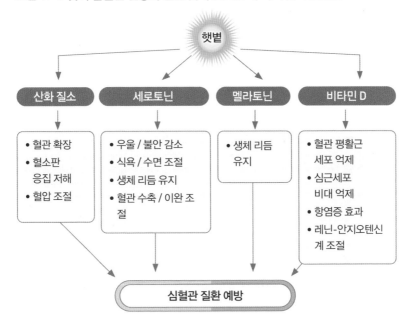

대학병원 연구팀은 경미한 고혈압 환자들을 모집하여 무작위적으로 자외선 A나 B를 6주 동안 쬐게 하였다. 자외선 노출은 6분 동안 이루어졌으며, 별다른 부작용이 없다면 10%씩 더 강도를 높였다. 6주 후에 자외선 A를 쬔 그룹의 혈압은 변화가 없었으나, 자외선 B를 쬔 그룹의 혈압은 수축기와 이완기 혈압 모두 6mmHg 정도 낮아졌으며, 낮시간이나 밤시간이나 혈압이 잘 조절되었다.[13] 이는 앞서 살펴본 것처럼, 자외선 B가 생성한 질소 산화물이 혈관 확장을 일으켜 혈압을 낮추어주며, 이러한 작용이 심혈관계를 보호하는 효과를 가져다준 것으로 추정된다.

그러면, 햇볕을 쬐는 것이 심혈관 질환에 의한 사망을 얼마나 감소시킬 수 있을까?

앞서 이야기한 카롤린스카 대학병원 연구팀의 20년간의 코호트 연구를 다시 살펴보도록 하자. 햇볕 노출에 관해서는 참여자에게 네 가지 질문에 대답하게 하였는데, (1) 여름철에 얼마나 자주 일광욕을 하십니까? (2) 겨울철에는 일광욕을 얼마나 하십니까? (3) 선탠 침대를 이용하십니까? (4) 해외 여행을 가서 수영장 같은 곳에서 일광욕을 하십니까? 4가지 질문 중 모두 부정적인 대답은 햇볕 노출 회피군, 1~2개의 긍정적인 대답을 한 사람들은 중간 단계 노출군, 3~4개의 긍정적인 대답은 고강도 노출군으로 나누었다. 햇볕 노출 회피군은 심혈관 질환의 사망 위험이 중간 단계 노출군에 비해 50%(1.5배) 더 증가하였고, 고강도 노출군에 비해서는 2.3배 더 증가하였다. 20년 동안 추적 관찰한 결과를 종합해보면, 햇볕 노출 회피군은 고강도 노출군에 비해서 수명이 0.6~2.1년 더 짧아진 결과를 나타내었다. 흥미로운 사실은 햇볕 노출을 가장 하지 않은 그룹에 속한 비흡연자는 햇볕 노출을 가장 많이 했던 그룹에 속한 흡연자와 비슷한 수명 정도를 나타내었다는 사실인데, 이는 햇볕을 적게 쬐는 것이 담배를 피우는 것과 동등한 정도의 수명 감소를 가져올 수 있음을 시사하는 결과로 볼 수 있다.

햇볕을 통해 자외선을 쬐게 되면 엔도르핀Endorphin(동물의 뇌 등에서 추출되는 모르핀과 같은 진통 효과를 가지는 물질의 총칭)이 체내에서 합성되어 스트레스 정도를 더 낮추어주며, 심장 계통에 보

호 효과를 가져다줄 수 있는 사실 또한 매우 흥미롭다.[14]

낮은 비타민 D 수준과 심혈관 질환 간의 관련성

비타민 D가 부족하다면 심혈관 질환의 사망 확률이 어떻게 변화할까? 영국 캠브리지대학교 연구팀이 해당 연구들을 종합 분석한 결과, 비타민 D 정도를 3등분하였을 때, 하위 그룹은 상위 그룹에 비해 심혈관 질환 사망 위험이 35% 늘어났다. 이 정도의 수치는 흡연이나 활동성 부족 혹은 비만이 심혈관 질환의 사망률에 미치는 영향에 버금가는 것이다.[15]

비타민 D 수준은 고혈압 발생과도 연관이 있을 수 있다. 남호주대학교에서 15만여 명의 참가자를 대상으로 연구한 바에 의하면 혈중 비타민 D 농도가 10% 증가할수록 수축기와 확장기 혈압 모두 감소하였으며, 고혈압 발생 위험이 8%씩 감소하였다.[16] 비타민 D 농도와 심혈관 질환의 위험성에 관해 살펴본 대표적인 연구로 꼽히는, 하버드 의대에서 시행하고 있는 남성 의료인들을 대상으로 한 설문 조사(Health Professionals Follow-up Study) 또한 살펴보도록 하자. 연구팀은 비타민 D 농도와 심근경색이 얼만큼 연관이 있는지 알아보기 위하여 남성 18,000여 명을 10년 동안 추적 관찰하였다. 심혈관 질환 환자들과 나이, 흡연자를 매칭시킨 대조군 900명의 자료를 추출하여 낮은 비타민 D 농도가 얼마만큼 심근경색과 연관이 있는지 살펴보았다. 비타민 D 농도가 15 이하로 상당히 낮은 사람들은 비타민 D 농도가 30 이상인 사람에 비해 정확히 2배

그림 11-5 **체내 비타민 D 농도와 심혈관 질환**[17]

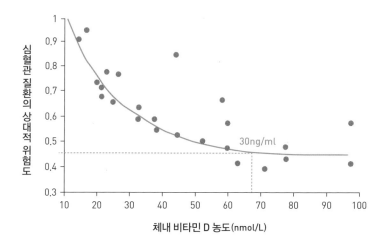

더 심근경색이 잘 생겼다. 비타민 D 농도가 22.6~30 사이의, 비교적 수치가 높은 사람도 비타민 D 농도가 30 이상인 사람에 비해 심근경색이 60% 더 생긴 것으로 보아 비타민 D 농도가 평균 수치보다 더 높아야 좋다는 사실을 시사해주었다.[18] 비타민 D 농도와 심혈관 질환 간의 관계를 정리한 그림 11-5를 보면 체내 비타민 D 농도가 30ng/mL 이상일 때 심혈관 전쟁에 질 확률이 최소화됨을 잘 알 수 있다.

비타민 D 제제 복용이 심혈관 질환에 미치는 영향

70세까지는 하루 600IU 이상의 비타민 D, 그리고 71세부터는 하루에 적어도 800IU의 비타민 D가 필요하다.[19]

핀란드에서 돌이 되기 전까지 비타민 D 섭취를 잘하였던 아기들은 나중에 제1형 당뇨병이 생길 확률이 80%까지 감소한 결과를 나타냈다. 어릴 때는 비타민 D를 복용하는 것이 제1형 당뇨병의 예방에 도움이 될 수 있다는 뜻이다.[20] 그렇다면 성인 시기의 심혈관 질환에 대해서는? 여러 연구들을 종합 분석한 결과, 비타민 D 부족은 당뇨, 고혈압, 심혈관 질환의 발생과 연관이 있었으나, 비타민 D 보충제는 당뇨나 혈압 수치를 낮추어주지 못하였고, 심혈관 질환을 예방해주지도 못한 것으로 나타났다.[21]

비타민 D 보충제 섭취보다 햇볕 노출이 낫다

햇볕에 노출됨으로써 합성되는 비타민 D와 비타민 D 영양제 복용 중 어떤 방법이 체내 비타민 D를 더 상승시키고, 심혈관 질환 예방에 더 효과가 있을까? 이 질문에 대한 답은 아직 미지의 영역에 있긴 하지만, 서로 다른 효과를 보일 가능성이 높아 보인다. 인도 연구팀은 비타민 D 결핍인 중년 남성 50명을, 햇볕 노출 그룹과 비타민 D 보충제 복용 그룹으로 나눈 후 6개월 뒤에 콜레스테롤 수치에 차이를 보이는지 임상 실험을 하였다. 햇볕에 노출된 그룹은 총콜레스테롤과 저밀도 콜레스테롤이 감소한 반면, 유익한 고밀도 콜레스테롤 또한 감소하였다. 그런데 비타민 D 복용군은 총콜레스테롤과 HDL콜레스테롤이 증가하였다. 이것이 나중에 심혈관 질환의 어떤 위험성과 연관이 있는지는 아직 모른다. 그러나 햇볕 노출로 인한 비타민 D 합성과 알약 복용으로 인한 비타민 D 보충이 인체에 미치는 영향이 다를 수도 있다는 것을 시사한다.[22]

앞서, 햇볕 노출이 질소 산화물의 생성으로 인해 혈관 확장을 시켜서 혈액 순환을 돕는다고 하였는데, 비타민 D는 NOS nitrogen oxide synthase라는, 질소 산화물 합성을 저해하는 효소의 작용을 방해함으로써 질소 산화물의 생성을 돕는다.

그런데 햇볕 노출은 이 효소와는 관련이 없는 채로 질소 산화물을 증가시키는 것으로 나타났다. 비타민 D 자체와는 별개로, 더 넓은 경로로 심혈관 질환의 예방에 좋은 영향을 미치는 것이다.[23] 그리고 햇볕에는 비타민 D를 피부에서 합성하게 해주는 힘 외에도 세로토닌, 멜라토닌 등의 다른 호르몬에 대한 긍정적인 작용 또한 포함된다는 것을 잊어서는 안 될 것이다. 어쩌면 자연이 주는 종합 선물 세트는 특정 화학 성분만 들어간 개별 포장 선물인 알약보다 훨씬 큰 혜택을 우리에게 주는지도 모른다.

심혈관 질환은 아니지만, 비타민 D 혹은 햇볕 노출과 파킨슨병과의 관계를 살펴본 연구에서도 위의 내용을 시사해주는 점이 발견된다. 비타민 D 체내 농도가 30 미만일 때는 파킨슨병이 1.8배 더, 20 미만일 때는 2.6배 더 잘 생기는 현상이 관찰되었다. 그런데 햇볕 노출을 잘하는 사람들은 파킨슨병의 발병이 눈에 띄게 감소하였다. 반면에, 보충제 복용은 체내 비타민 D 농도를 높였지만, 파킨슨병 환자의 운동 기능 향상에는 아무런 영향을 주지 못하였다. 심혈관 질환 또한 비타민 D 보충제로 체내 농도를 올리는 단순한 행위로 예방할 수 없을지 모르며, 햇볕이 더 중요한 역할을 맡고 있음을 시사해주고 있다.[24]

마지막으로, 음식을 통한 비타민 D 섭취는 심혈관 전쟁에서 승리할 확률을 얼마나 높여줄 수 있을까? 일본에서 비타민 D 음식 섭취 정도를 조사한 후, 19년 동안 뇌졸중과 관상동맥 질환 사망률을 살펴본 연구가 있다. 비타민 D 섭취는 80%가 생선으로 섭취된 것이며, 나머지는 채소에서 얻은 것이었다. 음식을 통한 비타민 D 섭취량이 충분한 사람들은 섭취량이 낮은 사람들에 비해 뇌졸중의 사망 위험이 30% 감소하였다.[25] 하와이에 거주하는 일본계 미국인들을 34년 동안 추적 관찰한 연구도 비슷한 결과를 보였다. 비타민 D 음식 섭취량이 낮은 사람들은 뇌졸중 위험성이 1.2배 상승하였다는 것이 이 연구의 결과였다.[26] 사실, 비타민 D 함유량이 많은 음식은 다른 영양분도 많으므로 비타민 D 단독 섭취에 의한 심혈관 질환 예방 정도를 정확히 알기 어려운 점이 있으나, 적어도 식품 섭취에서는 보충제 복용보다는 효과가 뚜렷할 가능성이 높다고 할 수 있다.

먼 옛날 우리 조상들은 낮에 사냥을 해야 먹을 것을 얻었고, 농경 사회에 들어서도 햇볕이 쬐는 낮에 열심히 땀 흘려 땅을 일구어야 배를 채울 수 있었다. 진화 의학의 관점에서 바라본다면, 유전자들은 아직 햇볕에 노출되는 것에 익숙해져 있음이 틀림없다. 그러니까 햇볕 쬐기를 꺼리면 유전자의 작동이 제대로 이루어지지 않고 잘못 작동할 가능성이 커질 것이다. 현대 사회에서 창궐하게 된 심혈관 질환은 고층 빌딩의 난립과 기후나 공기층의 변화로 인해 햇볕을 받는 양이 일정치 않게 되거나, 일하거나 쉬는 환경의 대부분이 햇볕을 볼 수 없는 실내이기 때문에 생기는 경우가 허다할지도 모르겠다.

11장 요약

1 햇볕은 체내의 산화 질소, 세로토닌, 멜라토닌, 비타민 D 생성을 증가시킴으로써 심혈관의 주요 건강 증진 요인이 된다.

2 햇볕과 관련되어 최근 가장 중요한 영양 성분 중 하나로 각광받고 있는 비타민 D 체내 농도가 낮으면 후성유전학적 하향 조절, 만성 염증 증가, 장내 미생물에의 영향 등 심혈관 위험에 대한 공통 기전을 통해 건강을 해친다.

3 햇볕을 충분히 쬐는 것은 심혈관 질환 예방에 중요한 습관이 될 가능성이 높다.

4 비타민 D 보충제의 복용은 심혈관 질환에 대한 뚜렷한 효과를 기대하기는 어렵다.

5 비타민 D 부족을 해결하기 위한 방법 중 햇볕을 많이 쬐는 것과 비타민 D 보충제를 복용하는 것이 있으나, 이 둘은 그 기전과 결과가 다를 가능성이 높다.

6 비타민 D를 포함한 음식 섭취는 다른 영양분과의 병합 효과와 더불어, 특히 뇌졸중 예방에 효과가 있을 것으로 기대된다.

12장   심혈관 건강 최선의 방어는 수면이다

수면은 먹는 것과 더불어 현대 사회에서 가장 괄시받는 행동이다. 현대인은 바쁘다. 잠자는 시간도 최대한 줄여서 활동하는 시간을 늘려야 한다. 백열 전구를 발명하여 일대 변혁을 일으킨 토머스 에디슨은 "잠을 잘 때는 일을 하지 못하는 때이므로 인생에서 낭비하는 시간"이라고 하였다.

현대 사회의 환경은 수면을 줄이라고 자꾸 무언의 압력을 넣고 있다. 일본인 10명 중 4명은 6시간 미만의 수면 시간을 취한다. 미국인들의 평균 수면 시간도 7시간 이하로 줄었는데, 이는 100년 전보다 약 2시간 줄어든 것이라 한다.[1] 2020년 3월 13일 수면의 날을 맞이하여 필립스 회사에서 한국인 1,000명을 포함한 총 13개국 1만 3천 명을 대상으로 실시한 전 세계 수면 조사 〈모닝콜: 전세계 수면 만족 트렌드〉에 따르면, 한국인의 주중 평균 수면 시간은 6.5시간으로 전체 조사국 중 최하위권에 속하였다.(전 세계 주중 평균 수면 시간은 6.8시간) 더군다나 우리나라 사람 5명 중 1명은 주중 평균

그림 12-1 **잠자고 있을 때와 깨어 있는 동안 뇌의 유전자 발현 영역의 차이**

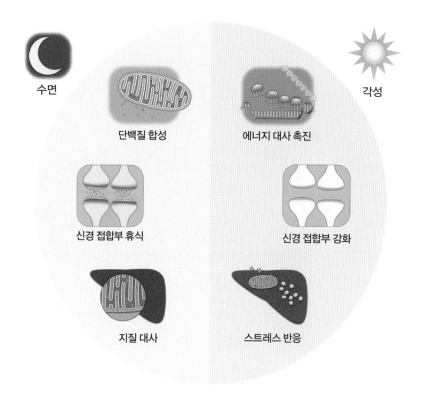

수면 시간이 5시간에도 못 미쳤다. 또한 2명 중 1명은 자기 전 혹은 잠에서 깬 직후 휴대폰을 사용한다고 답하였는데, 이 수치는 전 세계 평균 비율인 39%에 비해 높았다. 수면 시간의 감소는 전기의 발명으로 인해 밤에도 밝은 빛 아래 사람이 활동한 시기로부터 시작되었으며, TV, 컴퓨터, 스마트폰 이용이 그다음 타자로 등장하여 사람들의 수면 시간을 빼앗아가고 있다.

뇌는 밤에 활동을 안 하는 것이 아니다. 자는 동안에는 낮에 깨어 있는 동안과는 다른 종류의 활동을 할 뿐이다. 낮 동안의 뇌는 외부의 자극을 모으는 데 집중한다. 밤 동안 뇌는 낮에 수집된 정보들을 통합하고 정리하는 데 집중한다.

질 좋은 수면을 취하려면, 빛을 차단하여 어둠을 유지하는 것이 중요한데, 빛이 파란색일수록 그리고 빛의 양이 많을수록 밤에 수면 유도를 위하여 송과체pineal gland에서 분비되는 멜라토닌을 억제하여서 수면 주기가 원만히 돌아가는 것을 방해한다. 잠자는 시간을 늦추는 효과는 촛불이 0분, 백열 전구가 55분, 스마트폰이 67분, 태블릿이 96분이다.

100여 년 전 전등이 출현하기 전까지 사람들은 밤에 최소한의 빛에 노출되었다. 맑은 밤에 보름달이 떠도 그 밝기는 0.1~0.3lux 정도일 뿐이었다. 1미터 앞의 촛불도 1lux의 밝은 빛만 뿜는다. 그런데 현대 사회에서 밝은 밤거리의 조도는 15lux에 이르며, 컴퓨터와 스마트폰의 밝기는 40lux 이상이니 촛불 40개 이상의 불빛이 우리의 눈을 강타하는 셈이다. 대부분의 집에서 밤에 불을 켜두면 그 밝기는 100~300lux 정도라고 하니 옛날 깜깜한 방의 환경에 비해 1,000배 정도 밝은 곳에서 밤중 생활이 이루어지는 것이다.[2] 오늘날 전 세계 인구 중 80%가 빛 공해에 시달리고 있다. 그리고 유럽인 중 3분의 2와 미국인 중 80%가 밤중의 인공 빛 때문에 은하수를 보지 못하고 있다.[3] 또한 3명 중 1명 이상이 침실에 TV나 컴퓨터 같은 전자 제품을 놔두며, 90%에 가까운 여성들이 잠자기 1시간 전까지 TV 시청을 즐긴다는 통계가 있다. 밤시간에 노출되는 빛의 양은 인류 역사상 전례가 없는 일인 것이다.[4] 이러한 빛 공해는 수면을 방해할 뿐만 아니라, 생체 리듬마저 뒤틀리게 함으로써, 심혈관 질환의 위험에 노출되기 쉽게 한다.

밤에 노출되는 빛은 그 강도가 아주 약할지라도 멜라토닌 분비를 억제한다. 그리고 빛의 세기가 강해질수록 분비되는 멜라토닌의 양은 더욱 억제된다. 수면의 박탈과 질 저하는 노출되는 빛에 비례하여 점점 악화 일로의 길에 놓이게 된다.[5] 빛 공해가 수면에만 영향을 주는 것은 아니다.

2만 명을 조사한 연구에서 밤에 빛이 환한 환경에서 사는 사람들은 수면의 양과 질이 모두 저해되어서 낮 동안 졸음이 더욱 잘 오는 것으로 나타났다. 낮에 생활을 영위하는 효율도 떨어지게 되고, 심혈관 질환의 위험에 더욱 노출되었을 것이다.[6]

우리나라에서 수면 장애로 병원을 찾는 환자 수는 2012년 35만 9천여 명에서 2016년 49만 5천여 명으로 4년 만에 무려 40% 가까이 늘었다.

깨어 있는 동안에 뇌세포 유전자가 관여하는 활동들

첫째, 미토콘드리아의 단백질, 당 수송체, 탄수화물 대사와 연관 있는 단백질의 조절이 일어난다. 한마디로 요약하자면, 에너지 대사를 뜻한다.

둘째, 스트레스에 대처하는 단백질을 합성하는 유전자는 깨어 있는 상태에서 활성화되는데, 이 역시 수면을 제대로 취해야 깨어 있을 때 제대로 작동한다.

셋째, 신경 세포 사이의 연결 통로인 시냅스 가소성이 강화된다. 신경 전달의 통로가 더욱 넓어지는 작용이다.

자고 있는 동안에 뇌세포 유전자가 관여하는 활동들

수면을 취하는 동안 뇌에서는 적어도 100개의 유전자 발현이 증가한다.

첫째, 단백질을 합성하는 유전자의 발현이 증가한다.

둘째, 세포막 사이의 물질 이동이나 세포막 안정화에 기여하는 유전자 활동이 증가한다.

셋째, 신경 전달 세포 사이 시냅스를 하향 조절을 하는 유전자 발현이 증가한다. 깨어 있을 때는 시냅스가 뇌로 상향 조절되어 신경 전달 물질이 더 활발히 운반되는 데 비해, 신경 전달의 하향 조절은 자고 있는 동안의 뇌세포 휴식과 재정비에 관여한다.

수면(휴식) 부족이 야기하는 후성유전학적 혹은 염증 정도의 변화

수면 부족으로 인해 생긴 생체 시계 유전자의 후성유전학적 변화는 대사 작용에도 영향을 미침으로써 심혈관 질환에 더 쉽게 걸리게 할 수 있다. 젊은 남성들을 대상으로 하루 동안 밤을 새우게 하였을 때, 지방 대사와 체중 조절에 관련이 깊은 유전자에서 세 군데의 메틸화가 생긴 것을 그 예로 들 수 있다.[7]

또한 깊이 못 자거나 수면 부족에 시달리는 경우, 또는 7~8시간보다 더 오래 자는 수면 습관은 CRP와 IL-6 염증 수치를 상승시켰다.[8] 수면 시간이 부족해지면 면역 반응이 저해되는데, 이는 면역 세포의 수와 기능이 감소하는 것과 염증 수치들이 증가하는, 두 가지 주요 특징들을 동반하게 된다.[9]

수면 습관과 장내 미생물총

그림 12-2는 장내 미생물들이 어떻게 수면의 질에 관여하는지를 잘 나타내준다. 수면 방해 요인들은 장내 미생물의 바깥을 둘러싸는 벽에서 MPs(무라밀펩티드)나 LPs(지질다당류: 세균의 외막에 노출되어 있는 분자로 내독소라고도 함)의 장내 운반 정도를 증가시킨다. 이때 장내 미생물은 식세포phagocyte(식균작용을 통해 이물체를 처리하는 세포)에 에워싸여서 삼켜지는데, 미생물에서 나온 MPs나 지질다당류가 식세포를 자극시켜 염증 반응을 일으키는 사이토카인을 몸 전체에 분비하게 한

그림 12-2 **장내 미생물이 수면에 영향을 미치는 경로**[10]

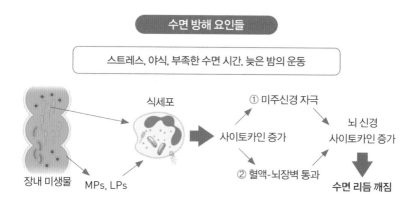

수면 방해 요인들

스트레스, 야식, 부족한 수면 시간, 늦은 밤의 운동

식세포

① 미주신경 자극

뇌 신경
사이토카인 증가

사이토카인 증가

② 혈액-뇌장벽 통과

수면 리듬 깨짐

장내 미생물   MPs, LPs

다. 이 사이토카인은 두 가지 경로를 통해 수면을 방해하는데, 첫 번째는 미주신경의 자극을 통해 뇌 신경 세포에서 사이토카인을 더욱 분비케 하는 경로이고, 두 번째는 혈액-뇌 장벽blood-brain barrier을 직접 통과하여 뇌에 작용하거나 뇌에서 다른 사이토카인 분비를 더욱 활성화시키는 경로이다. 뇌에서의 사이토카인 수치가 높으면 수면의 자연스러운 흐름이 깨지기 때문에, 장내 미생물이 위와 같이 관여하여 건강한 수면이 이루어지지 못하게 되는 것이다.

수면이 심혈관 질환에 미치는 영향

수면 시간과 당뇨 발생 간에는 U-모양의 용량-반응 관계가 나타난다. 즉 7시간 자는 사람에 비해 7시간 미만으로 자는 사람들은 수면 시간이 1시간씩 짧아질수록 당뇨에 걸릴 확률이 9%씩 상승하였고, 7시간보다 더 많이 자는 사람들은 1시간씩 더 잘 때마다 14%씩 당뇨의 위험성이 증가하였다. 당뇨의 위험은 부족하게 자도 높아지고, 많이 자도 높아져서 7~8시간의 적당한 수면 시간을 지켜야 한다.

수면 부족이나 수면 과다가 당뇨병을 잘 일으킨다면, 당연히 심장이나 뇌혈관 건강에도 악영향을 줄 것이다. 캐나다 밴쿠버 병원 연구팀은 7만 1천여 명의 미국인을 대상으로 1986년부터 10년 동안 수면 시간과 관상동맥질환의 위험도 사이의 연관성을 조사하였다. 6시간 미만을 자는 사람들은 7~8시간의 수면 시간을 취하는 사람에 비해 관상동맥 질환에 걸릴 위험이 45% 증가하였고, 9시간

그림 12-3 **수면 시간과 당뇨 발병 간의 관계**[11]

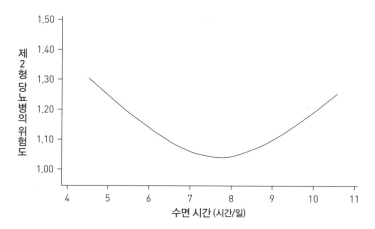

*7시간이 위험도 1이며, 수치가 올라갈수록 위험도 증가.

이상 자는 사람들은 38% 증가하였다. 당뇨병의 위험과 마찬가지로 U자 모양의 결과를 보임으로써, 적정 시간의 수면이 중요함을 재확인할 수 있는 연구였다.[12] 영국 캠브리지대학 연구팀은 수면 시간과 뇌졸중 간의 상관관계를 조사하였다. 짧은 수면 시간은 15%, 긴 수면 시간은 45% 정도로 뇌졸중의 위험성을 증가시켰다.[13]

후천적인 습관이 수면 위생에 중요한 이유

수면 시간이 얼마나 필요하느냐는 개인마다 다를 수 있고, 또 많은 부분이 유전적으로 결정될 수 있다. 일란성 쌍둥이 1천 쌍과 이란성 쌍둥이 2천여 쌍에서 수면 습관에 대한 자료를 모아 본 결과, 수면 시간과 수면 질은 유전학적인 영향을 받는 것으로 나타났다.[14] 그런데 최근 연구에서는 쌍둥이라도 다른 수면 습관을 가지면 후성유전학적 변화가 다르게 나타나는 것으로 나타나 후천적인 수면 습관 또한 유전적인 힘을 이길 수 있는 가능성을 보여주고 있다.[15]

유전적인 측면이 적정 수면 시간을 어느 정도 알려주기도 하지만, 나이 또한 수면 시간을 얼마나 유지하느냐를 결정하는 매우 중요한 요소가 된다. 소아나 청소년들은 대개 성인보다 잠을 더 많이 자야 되는데, 첫돌 때는 하루에 평균 14시간 정도를 자다가, 12~18세 때는 9.5시간을 자게 된다. 그리고 성인이 되어서는 하루 평균 수면 시간은 7~8시간으로 고정된다.[16]

충분하고 질 좋은 수면이 심혈관 질환의 위험 외에도 일상생활을 원활하게 한다는 것에는 이견이 없을 것이다. 사회 활동이 한창인 나이에 수면 저축을 잘해야 함은, 회사에서도 잠에 대한 인식을 긍정적으로 검토해야 할 이유가 된다. 구글 회장 에릭 슈밋은 하루 8시간 30분은 잠으로 시간을 보내며, 아마존 최고 경영자 제프 베조스도 하루 8시간 숙면을 강조한다. 골드만 삭스는 아예 수면 전문가를 회사 내에 두고 있다.

어떤 사람들은 평일에 모자란 잠을 주말에 몰아서 자면 어떨까 하고 생각할 것이다. 어차피 1주일 동안의 총 수면 시간은 변함없을 테니까. 그러나 균일하게 나누는 것이, 모자란다고 갑자기 늘리는 것보다 훨씬 낫다는 사실을 명심하자. 미국 시카고대학교 연구팀은 소아청소년들을 대상으로 1주 동안 수면 패턴, 공복혈당·인슐린·콜레스테롤·염증 수치, C-반응성 단백질CRP을 측정하였다. 평일의 수면 시간과 주말 동안의 수면 시간이 많이 차이 나거나, 짧은 시간 동안 수면을 취하는 것은 인슐린·콜레스테롤·염증 수치를 나쁘게 하였다. 특히나 평일에 수면 시간이 충분치 않으면서 동시에 주말 동안의 수면 시간이 불규칙한 경우, 대사 증후군과 연관이 있는 상기 수치들이 가장 좋지 않은 결과를 나타내었다.[17]

핀란드에서 젊은 성인 남성을 대상으로 주중에 수면이 부족한 것을 주말에 보충하면 건강 지표들이 어느 정도 회복되는지 살펴본 연구를 들여다보자. 13명은 5일 동안 하루 4시간만 자게 하였고, 이후 주말에 8시간 동안 자게 하여 회복 기간을 2일 주었다. 대조군에 해당하는 6명은 1주일 내내 8시간의 달콤한 수면을 즐기게 놔두었다. 5일 동안의 수면 박탈은 면역계를 과하게 자극하여 염증 물질인 사이토카인을 많이 생성하게 하였으며, 2일 동안의 회복 기간을 주었음에도 불구하고 수치가 원래대로 돌아가지 못하였다. 오히려 심박수는 8% 증가하고, CRP마저 증가하였다. 평일의 수면 부족은 주말에 보충을 해주더라도 심혈관 전쟁의 대비책이 못 된다는 뜻이다.[18]

수면 위생법 – 어떻게 하면 수면의 질을 높일 수 있을까?[19]

1. 잠자리에 드는 시간을 규칙적으로 한다. 잠드는 시간과 깨어나는 시간을 정한다. (되도록 10시 이전, 적어도 11시 이전에 잔다.)

2. 잠자리 환경을 조용하고 어둡게 하며, 온도는 너무 춥거나 덥지 않게 적당히 조절한다.

3. 잠자리는 잠자는 장소로만 활용한다. (독서, TV 시청, 음악 감상, 스마트폰 안 하기)

4. 운동을 하되, 잠자기 2~3시간 전에는 끝내도록 한다.

5. 침실에서 TV, 컴퓨터, 스마트폰은 멀리한다. (적어도 머리맡에는 두지 말자.)

6. 잠자는 시간 가까이에는 음식을 많이 먹지 말아야 한다.

7. 주말에는 수면을 더 취할 수 있으나, 아침에 깨는 시간을 평상시보다 2~3시간 이상 늦추지 않는다.

12장 요약

1 현대 사회에서 밤을 밝히는 등불은 수면 부족을 야기함으로써 심혈관 질환의 위험에 놓이게 하였다.

2 많은 현대인들이 충분하지 못한 수면 시간을 보내고 있다.

3 유전자 발현은 낮과 밤에 구별되어 이루어지는 부분이 많으며, 이에 따라 밤에 주로 이루어지는 신진 대사 활동 또한 구분된다.

4 수면 부족이나 과다는 염증, 후성유전학적 변화, 장내 미생물 약화 등의 과정을 통해 심혈관 질환 위험에 우리를 쉽게 노출시킨다.

5 수면 부족과 과다는 모두 심혈관 질환에 굴복할 가능성을 높인다.

6 적정한 수면 시간과 질 좋은 수면을 위해서는 올바른 수면 위생법을 실천하는 것이 대단히 중요하다.

7 주말에 몰아서 자는 것보다 평일에 수면 선물을 더 나누어주는 것이 심혈관 전쟁의 승리 공식에 가깝다.

13장   일주기 리듬과 규칙적인 생활이 심혈관을 지켜준다

앞서 서술한 두 장에서 낮에 햇볕을 쬐는 것과 밤에 수면을 제대로 취하는 것을 살펴보았다. 낮과 밤은 지속적으로 돌아가는 수레바퀴와 같다.

Circadian rhythm이란 24시간을 주기로 변하는 생물학적 주기를 뜻하며, 생체 시계라고도 한다. 이를 규명해낸 제프리 홀Jeffrey C. Hall, 마이클 로스배시Michael Rosbash, 마이클 영Michael W. Young 세 사람은 2017년 노벨 생리의학상을 공동 수상하였다. 이들은 초파리를 모델로 하루 동안의 생체 리듬을 조절하는 유전자가 존재함을 알아냈고, 이 유전자가 조절하는 단백질이 밤에는 세포 내에 축적되고 낮에는 사라진다는 사실을 발견하였다. 이러한 생체 리듬 조절 체계는 초파리뿐만이 아니라 거의 모든 동물에게 공통으로 나타난다.

우리 몸의 생체 시계는 규칙적인 수면 시간에 맞추어져 있는데, 시계의 위치는 뇌의 시상하부hypothalamus에 존재한다. 이곳에서 시교차상핵suprachiasmatic nucleus, SCN(좌우 눈의 신경이 교차하는 곳에서 조금 위쪽에 있는 신경핵)이 중추 신경계에서 수면-각성 리듬을 조절하는 생체 시계 역할을 하는데, 빛이라는 환경적인 요인에 맞추어 각 장기의 생리 리듬과 대사를 조절한다.[1]

최근에 뇌뿐만 아니라 말초 조직들, 즉 간, 근육, 췌장 세포, 지방 조직에도 생체 시계가 존재함이 밝혀졌다. 흥미롭게도 뇌의 생체 시계는 빛-어둠 사이클light-dark cycle의 24시간 주기에 맞추어져 작동하는 데 반해 말초 조직의 생체 시계는 식사 시간과 식사 종류에 영향을 받아 대사를 조절한다. 그러니까, 생체 시계를 맞추어주는 것은 수면뿐만 아니라 식사도 포함된다.[2] 식사 시간에 영향을 받는 말초 조직의 생체 시계는 뇌의 시상하부에 존재하는 중추 생체 시계에도 영향을 미친다. 쥐 실험에서 잠자는 시간에 먹이를 주면 말초 생체 시계와 중추 생체 시계 간의 조화가 깨져서 서로 분리되는 현상이 나타났다.[3]

중요한 점은 혈당, 지방산, 콜레스테롤과 같은 주요 영양소의 대사 경로가 모두 일주기 생체 시계의 조절 아래에 놓여 있다는 점이다.[4] 우리 몸의 세포들 안에 있는 일주기 리듬 시계는 같은 원리로 작동한다. 그런데 각 장기의 세포들은 3~10%의 작은 수치이긴 하지만, 유전자의 전사transcription 단계에서 일주기 리듬을 제한할 수 있다. 그리고 이는 각 장기의 고유 기능과 관련이 있다.[5] 중앙 집권력이 크긴 하지만, 지방 분권, 아래에서 위로 올라가는 경로 또한 조금이나마 살아 있는 것이다.

생체 리듬의 부조화와 심혈관 질환 지표와의 관계

흥미로운 것은 생체 시계 조절의 핵심이 DNA 메틸화로 대표되는 후성 유전학적 조절의 영향에 놓여 있다는 점이다.[6] 또한 생체 리듬이 깨진다면 우리 몸의 염증 정도를 악화시킬 수 있다. 쥐 실험에서 생체 시계를 관장하는 유전자를 제거하였더니 장내 염증 정도가 크게 나빠졌다.[7] 생체 리듬은 우리 몸의 전체 유전자 중 40%의 활동 조절에 관여한다고 알려져 있는데 여기에는 섭식 행동, 체온, 혈압 등이 포함된다. 그뿐만이 아니다. 일주기 리듬의 적절한 조절은 텔로미어 길이와 텔로머라아제 효소의 활성화에도 깊이 관여한다. 장내 미생물 또한 빠뜨릴 수 없다. 그림 13-1처럼 유익균의 장내 수는 밤보다 낮에 훨씬 많아지는 경향을 보이는데, 반대로 밤에는 유해균의 비율이 증가하게 된다.[8] 야식을 즐겨서 생체 시계 조절에 부조화가 일어난다면 비만과 연관이 깊은 유해균 군대가 드세진다.

시카고 러시대학 연구팀은 일주기 리듬 부조화와 식사법이 장내 미생물에 미치는 영향을 살펴보기 위해 12주간의 쥐 실험을 행하였다. 밤낮이 바뀌면서 동시에 고지방 식이를 한 쥐들은 장내 미생물의 다양성을 잃어버리고 의간균/후벽균 비율이 비만 환자처럼 감소함을 확인하였다.[9] 흥미진진한 점은 장내 미생물 자체가 숙주인 사람의 생체 리듬을 조절할 수 있다는 사실인데, 예를 들어 엔테로박터 세균은 자체 내의 생체 시계를 사람의 생체 시계와 맞추어서 소화기 내에 멜라토닌을 분비할 수 있다.[10] 입을 통해 투여하는 멜라토닌보다 잘 키운 장내 병사가 직접 멜라토닌을 장내에 쏴준다

그림 13-1 생체 시계, 식이 습관, 장내 미생물과 심혈관 질환 관련 장기들의 건강 간의 연결고리

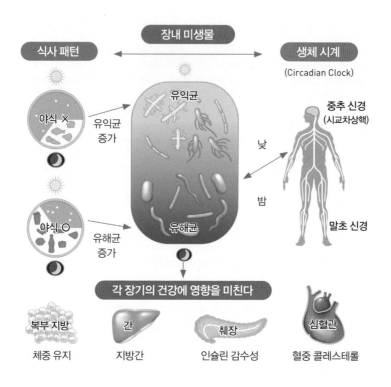

니 얼마나 효율적인가!

심장이 뛰는 것과 생체 시계의 대사 작용

미국 휴스턴의 베일러 의대 연구팀은 낮과 밤을 바꾸어버리면 심장 내의 생체 시계 리듬이 뒤바뀌게 되고, 이는 5일 이상의 제대로 된 수면–각성 주기를 통해서야 겨우 정상 리듬으로 되돌아오는

쥐 실험 결과를 발표하였다. 금식하면 심장은 지방산의 대사를 유도하는 성질이 있는데, 여기에 관여하는 유전자는 낮과 밤이 바뀐지 2일 만에 정상 기능을 상실해 나갔다. 더 나아가, 심장 근육 세포에 대사를 조절하는 중요한 생체 시계가 내포되었음이 밝혀졌다.[11] 또한 24시간 생체 주기를 잘 지킨 쥐에 비해서 생체 리듬을 20시간(낮 10시간, 밤 10시간)으로 변화를 준 쥐에서 심장 비대증이 나타났다.[12]

밤에 지방산과 아미노산 분해나 약물 대사가 이루어지며, 낮에는 심장이 휴식기에 접어든다. "밤에 이화 작용(세포에 흡수된 영양소를 연소시켜 열을 발생하여 에너지를 만들어내는 것)이 일어나고 낮에 세포의 회복 작용이 일어난다고?" 언뜻 생각하면 반대일 듯한데 말이다.[13] 이렇듯, 우리가 눈을 감고 자는 시간인 밤에 심장은 혈액을 받고 뿜어내면서 지방이나 탄수화물 대사 작용을 왕성히 하므로, 오후 7시 전에 저녁 식사를 완료하는 것이 건강을 위한 최선의 식사 방법임을 알 수 있다.

심박수도 낮과 밤에 리듬이 달라지는데, 깨어 있는 시간에는 자는 시간보다 현저히 높은 수치를 나타낸다. 하지만 오후 10시부터 오전 6시까지는 하루 중 심박수의 변화가 상대적으로 낮은 시간이기도 하다. 이는 심장이 활동기에 접어들어서야 나타나는 변화라 여겨진다.[14] 이렇듯 우리 몸의 가장 중요한 장기인 심장 또한 낮과 밤 주기에 맞추어 그 기능이 유지되므로 생체 주기의 부조화가 나타난다면 심혈관계에 나쁜 영향을 끼칠 수밖에 없다.

미국 하버드 의대 연구팀이 10명의 성인 남녀를 모집하여 10일 동안 열량이 똑같은 식사를 제공하면서 식사 시간이나 수면 시간을 12시간 정도 뒤죽박죽시켰을 때, 렙틴은 17% 줄고, 혈당은 6% 증가하였다. 코르티솔 분비 양상이 엉망이 되었으며, 혈압 또한 3% 정도 높아졌다. 또한, 일주기 리듬의 뒤바뀜은 8명 중 3명에서 당뇨 전 단계 때 나타나는 혈당 수치를 선사하였다. 생체 시계의 뒤틀림은 이와 같이 심혈관 질환의 위험성을 단기간에 증가시킬 수 있다.[15]

대사 작용의 생체 주기 리듬

그림 13-2를 보면 빛-어둠 주기와 영양 섭취 주기가 중심이 되어서 SCN을 통해 생체 리듬을 조절하며, 이는 내분비 호르몬과 교감신경을 통해 말초 조직에서의 대사 작용을 원활히 해줌을 알 수 있다.

몇몇 호르몬들은 하루 동안 분비되는 양상에서 규칙성을 보이는데, 대표적인 것 중 하나가 시상하부-뇌하수체-부신 축에서 분비되는 스트레스 호르몬인 코르티솔이다. 그리고 코르티솔에 의해 생성되는 당질코르티코이드는 당 대사를 담당하여 에너지 대사에 관여하는 중요한 역할을 하는데, 이 호르몬의 생체 주기는 말초 조직인 부신 시계에서 조절된다.

그러니까 영국 그리니치 천문대에서 정한 시간이 세계적인 기준이 되듯이 뇌에 있는 시계가 시간을 알려주면, 각 국가에 해당하

그림 13-2 일주기 리듬이 중추 신경계와 말초 생체 시계에 작용하여 신경내분비
와 심혈관 대사에 관여하는 경로[16]

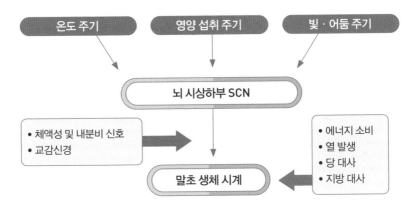

는 말초 조직들이 그에 따라 생체 시간을 맞추어 나가면서 건강을
유지할 수 있는 것이다. 동시에, 말초 조직의 시계는 각 조직에 특화
된 대사 프로그램을 시행시킬 수 있도록 유전자의 발현을 개별적으
로 조절한다. 당질코르티코이드 하나가 생체 주기에 따른 유전자
발현 역할의 60%를 수행할 수 있는데, 이 호르몬은 간에 존재하는
생체 시계 유전자를 직접 발현시킴으로써 상기 역할을 담당하는 것
으로 밝혀졌다.[17]

　햇볕을 쬐면 낮에 분비가 억제되었다가 밤에 수면 유도제 역할
을 하는 호르몬이 멜라토닌이다. 멜라토닌 수용체는 우리 몸의 여
러 장기에 존재하는데, 이 수용체의 말초 분포는 심혈관 기능 유지
에도 중요한 역할을 담당한다. 바로 인슐린 분비 기관인 췌장 베타
세포를 조절하여 하루 동안의 포도당과 인슐린 혈중 농도에 직접적

인 영향을 미치는 것이다.[18] 제2형 당뇨병에서는 100개가 넘는 유전자 변이가 발견되고 있는데, 이 중 하나가 멜라토닌 수용체 유전자이다.[19] 뇌가 사용하는 에너지는 당에서 주로 나오는데, 다른 뇌구조와 달리 SCN에서의 당 소비는 빛의 환경에 따라 생체 주기 리듬을 따른다는 것은 50년 전인 1970년대에 이미 잘 알려진 사실이다.[20] 당에 대한 신체 항상성은 중추 생체 시계뿐만 아니라 간, 췌장, 근육, 지방 조직의 말초 시계에서도 조절하는데, 하루 주기 동안의 당 조절에 가장 중요한 말초 기관은 다름 아닌 간이다. 더군다나 중추 시계가 간의 말초 시계에 보내는 신호는 교감신경계와 부교감신경계를 통해서 갈 것으로 보고 있다. 그러니까 만성적인 스트레스로 인해 교감신경이 지나치게 활성된다든지, 심박수가 증가한다든지 하여 부교감신경계의 조절 장애가 온다면 이것이 생체 시계에 영향을 미쳐 당뇨가 발병할 수 있다고 보는 것이다.[21]

이제까지 살펴보았듯이 중추 시계와 말초 생체 시계를 이어주는 매개 물질은 주로 호르몬들이다. 그림 13-3처럼 이제껏 언급된 코르티솔, 멜라토닌 이외에도 인슐린, 아디포넥틴, 그렐린, 렙틴 등의 당뇨나 비만 관련 호르몬들, 성장 호르몬, 갑상선 자극 호르몬 등 많은 호르몬들이 여기에 속해 있으며, 역시 하루 동안 규칙적인 분비 주기를 가지고 있다.

말초 조직은 뇌의 중추 생체 시계에 긍정적인 피드백되새김, 그리고 부정적인 피드백을 필요에 따라 달리함으로써 호르몬들의 일주기 분비를 조절한다. 일례로, 지방 조직에서 분비되는 세포신호

그림 13-3 말초 및 중추 생체 시계 간의 상호 작용

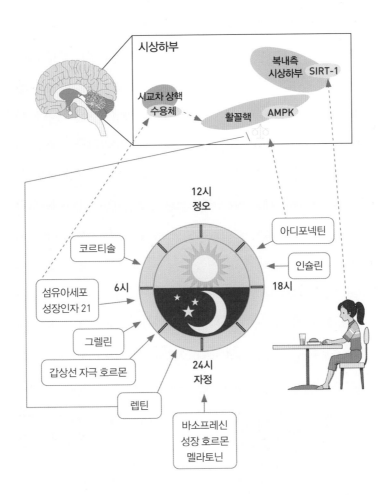

*AMPK : AMP(adenosine monophosphate: 아데노신일인산) 활성 단백질 인산화 효소

물질cytokine인 아디포카인에는 두 가지 상반된 물질이 있다. 이로운 아디포넥틴이 있고 해로운 렙틴이 있는데, 아디포넥틴은 AMPK를 활성화시키는 반면, 렙틴은 이를 억제한다. 즉 지방 조직이 얼마나 건강하게 형성되어 있는지가 중추 생체 시계를 조절할 수 있는 것이다. 또한 간에서 분비된 섬유아세포성장인자-21은 시상하부 시상교차핵의 ß-Klotho 수용체를 직접 활성화시킴으로써, 중추 생체 시계의 원활한 작동에 관여한다. 멜라토닌, 성장 호르몬, 렙틴, 그렐린 등의 중추 시계 조절 작용이 주로 밤에 이루어진다는 사실 또한 주목해보자. 그리고 먹는 행위 자체가 중추 신경계에 해당하는 복내측 시상하부의 SIRT-1(장수 유전자로 잘 알려져 있다.)의 스위치를 켜는, 말초에서 중추로 가는 생체 시계 조절의 중요한 경로 중 하나를 이룬다.

그러니 생체 주기를 제대로 못 맞추어주는 수면이나 식이 습관, 햇볕 노출 기피 습관은 호르몬의 불균형을 가져와서 정상 대사 작용에 위해를 가할 수밖에 없고, 결과적으로 심혈관 질환의 아가리 안으로 빨려들어가게 되는 것이다.

일례로 빛을 쬐면 당질코르티코이드가 직접 분비되는데, 빛을 아침에 쬐는 것이 아닌, 밤에 전자 기기나 전등으로 인해 쬐게 되면 코르티솔 호르몬 분비 체제에 악영향을 주게 되어서 스트레스 반응을 일으키게 된다.[22] 햄스터를 이용한 동물 실험에서도 밤에 희미한 불빛을 보게 하는 것을 습관화시켰을 때, 해마의 생체 시계 유전자의 발현이 억제되었으며, 코르티솔 호르몬의 주기적인 일일 변동

에 장애가 왔다.[23]

요약하자면 수면 습관과 식이 습관(시간과 질)이 중추 시계에 어떤 영향을 주느냐에 따라 호르몬, 체온, 미주신경 등의 자율신경계, 수면/각성 주기, 장내 미생물에 복합적으로 작용하여 말초 시계의 작동 여부가 결정되는 것이다.[24]

수면 시간으로서의 생체 시계가 심혈관 건강에 미치는 영향

이제 생체 시간의 어그러짐이 어떤 결과들을 가져올 수 있는지 임상적인 자료들을 살펴보기로 하자. 하버드 의대 연구팀이 미국 간호사 12만여 명의 자료를 분석한 결과, 평균 수면 주기 그룹에 비해 일찍 자고 일찍 일어나는 '아침 인간형 종달새족' 그룹에서 당뇨병에 걸릴 확률이 15% 더 낮게 나타났다.[25]

그렇다면 저녁에 일찍 자고 아침에 일찍 일어나는 사람들은 이 모든 것의 종착역인 심혈관 질환 발병에 늦게, 혹은 안 도착할 수 있는 것일까? '영국 바이오뱅크UK biobank'로 불리는 유명한 코호트가 있는데, 38만 5천여 명의 자료를 토대로 수면 패턴과 심혈관 질환 간의 관계를 살펴보았다. 여러 건강한 수면 패턴(7~8시간의 충분한 수면 시간, 불면증이 없는 것, 코골이 안 함, 낮 동안의 수면과다증 부재)을 같이 살펴보았는데, 아침 인간형이 되면 이것 하나로도 심혈관 질환 위험의 7% 감소라는 보너스 쿠폰을 얻는다. 그리고 다른 건강한 수면 패턴과 모두 합쳐진다면, 보너스 쿠폰의 위력은 훨씬 커져서 심혈관 전쟁에서 이길 확률이 35%까지 증가되었다.[26]

아침 식사를 거르는 것과 심혈관 전쟁

2015년 질병관리본부의 발표에 따르면 우리나라 성인이 아침을 굶는 비율은 남성 30%, 여성 26%였으며, 특히 20대는 절반가량이 아침을 먹지 않았다. 아침을 거른다면 체중 조절에도 실패할 위험이 높다. 우리 몸은 에너지가 필요할 때 제때 공급되지 않으면 더욱더 저장하려는 경향이 있는데, 아침을 거르면 점심과 저녁 식사를 더욱 많이 하게 될 가능성이 높아지는 것이다.

일본 나고야 의과대학 연구팀은 9년 동안 청장년층 남녀 4,600여 명을 모집하여 아침 식사를 먹는 횟수가 당뇨병 발생에 영향을 미치는지 살펴보았다. 매일 아침을 제대로 챙겨 먹는 사람에 비해 주당 3~5회 먹는 사람이나 한 번도 먹지 않는 사람의 당뇨 발생 위험이 2.1배 높게 나타났다. 매일 먹는 그룹과 그렇지 않는 그룹으로 나누었을 때는 당뇨 발생이 1.7배 증가하였다.[27]

아침 식사를 거르는 것이 당뇨병을 불러일으킬 수 있다면 심혈관 질환에 걸릴 확률 또한 높이지 않을까? 첫 번째 코호트 연구는 하버드 공중보건대학교의 연구팀이 시행했는데, 남성 2만 7천여 명을 모집하여 16년 동안 살펴보았다. 조사 결과, 아침 식사를 거르는 남성들은 잘 챙겨 먹는 사람보다 27%의 확률로 심혈관 질환에 더 잘 걸렸다. 야식을 즐기는 경우도 조사하였는데, 이는 심혈관 질환의 위험성을 55% 더 높였다! 하루에 식사를 몇 번 하느냐는 심혈관 질환의 발생에 영향을 미치지 않았다.(스페인 사람들은 좋겠다.)[28]

두 번째로, 일본 오사카 의대 연구팀이 16년 동안 총 8만 3천여 명의 중장년층 남녀를 모집하여 시행한 코호트 연구가 있다. 아침 식사를 거의 하지 않는 사람들은 매일 잘 챙겨 먹는 사람에 비해 심혈관/뇌혈관 질환 확률이 14%, 뇌졸중은 18% 더 생겼으며, 뇌출혈은 36%나 증가하였다. 아침을 굶는다면 탄수화물이 들어왔을 때 재빨리 저장하려는 글루카곤이라는 호르몬과 스트레스 호르몬인 코르티솔이 과량 분비될 수 있는데, 이 호르몬은 쉽게 말해 우리 몸에 "전투를 준비하라"라고 명령하는 호르몬이다. 따라서 심장 박동이 빨라지고, 혈압을 올리는 등 심혈관 건강에 악영향을 끼치게 된다. 그렇기 때문에 아침 결식은 심혈관 질환의 위험성을 높이는 주된 이유로 꼽히는 것이다.[29]

아침 식사를 하는 비율은 전 세계적으로 감소 추세에 있다. 미국에서는 아침 식사를 하는 비율이 1965년 86%에서 1981년 75%로 16년 동안 11% 감소하였고,[30] 유럽 11개국에서도 청소년들의 아침 식사 비율은 2002년 49~70%에서 2010년에는 40~60%로 현저히 감소하였다.[31]

물론 아침 식사를 먹지 않는 습관은 흡연하는 습관, 밤늦게 식사하는 습관, 과음, 과식, 운동 부족 같은 다른 나쁜 습관도 같이 불러일으킨다. 그러나 상기 요소들을 고려하여 연구한 논문에서도 심혈관 질환의 위험성을 증가시킨 사실을 볼 때, 아침 식사를 거르는 것 자체가 우리 몸의 말초 생체 시계를 고장 내어 심혈관 질환의 위험성을 높였을 가능성도 충분히 존재한다.

식사 시간만 중요한 것이 아니다. 무엇을 먹느냐, 그리고 얼마만큼 먹느냐도 우리 몸의 시계가 고장 없이 돌아가는 데 영향을 미친다. 고지방 식이는 말초 조직 중에서도 간의 생체 시계를 나쁜 방향으로 재형성하여 대사 경로를 비틀어버리는 결과를 초래하였다.[32] 또한 과식은 햇볕에 대한 SCN의 반응을 저해함으로써 생체리듬 조절에 악영향을 주었다.[33] 과식이 생체 주기에 악영향을 미친다면, 소식은 좋은 영향을 미칠 수 있다. 열량 제한이 간에서의 생체 주기 조절을 제대로 돌아가게 하였기 때문이다.[34]

교대제 근무shift work 가 건강에 미치는 영향

미국에서는 8천 6백만 명이나 되는 사람이 교대제 근무를 한다. 교대제 근무는 규칙적으로 설정된 생체 시계를 망가뜨림으로써 심혈관 질환을 야기할 수 있다. 30년 전에 교대제 근무의 위험성에 대해 살펴본 연구가 있다. 영국 정신사회보건기구 연구팀은 교대제 근무가 허혈성 심질환에 영향을 주는지 알아보기 위해 제지 공장 직원 504명을 15년 동안 추적 관찰하였다. 허혈성 심질환은 교대제 근무를 수행한 시간에 비례하여 증가하였는데, 11~15년 동안 교대제 근무를 하면 2.2배, 16~20년 동안 교대제 근무를 하면 2.8배 위험성이 증가하였다.[35]

교대제 근무가 심혈관 질환의 위험성과 상관있는지 살펴본 메타 분석도 있는데, 교대제 근무는 심근경색의 위험성을 23% 증가시켰고, 뇌졸중은 5% 증가시켰다. 모든 교대제 근무는 저녁 근무

(통상 오후 4시부터 자정까지 근무하는 것)를 제외하고 심혈관 질환의 위험성과 연관이 있었다. 캐나다의 교대제 근무 비율이 약 33%인 것을 감안하면, 심근경색 발병의 7%, 뇌졸중 발병의 2%가 교대제 근무 때문에 발생한 것으로 추정된다.[36]

밤낮이 바뀌는 대표적인 직업군이 비행기 승무원일 것이다. 미국에서 항공 승무원 4천여 명을 일반인 5,700여 명과 비교하였을 때, 심혈관 질환은 3.5배 더 걸렸다. 시차가 바뀌어 일주기 리듬이 파괴되는 것이 주요 기전일 것으로 생각되고 있다.[37]

심혈관 질환의 위험에 관련된 습관 중 일주기 리듬은 주어진 시간의 적절한 배치 방법이라 할 수 있다.

배치의 중요성을 잘 드러내주는 유명한 전투가 있다. 한니발 군대와 로마 군대가 기원전 216년에 맞붙은 칸나에 전투 말이다. 이 전투는 중앙 공격에 집착한 로마군의 잘못된 군대 배치를 파악하고, 일부러 중앙은 약한 부대로 구성하여 로마군을 끌어들이고 양쪽 날개 부분에 주력 부대를 배치한 후 포위 작전을 펼친 한니발의 지략이 돋보였던 전투다. 한니발의 기막힌 배치법으로 인해 카르타고 전사자는 5천 명이지만, 로마군은 5만 명의 사상자를 넘으로써 카르타고에 10배의 승리를 가져오게 된다. 우리가 자야 할 시간에 깨어 있거나, 제때 먹어야 할 때에 먹지 않고, 먹지 말아야 할 때에 식사를 즐기는 잘못된 배치를 유지하면, 심혈관 질환의 보이지 않는 위험 또한 한니발의 군대처럼 우리의 약해진 일주기 리듬의 고리를 알아채고 공략하여 건강을 굴복시킬 수 있을 것이다.

13장 요약

1 규칙적인 수면 시간과 식사 시간 관리는 심혈관 질환 예방에서 중요한 부분이다.

2 아침 식사를 거르지 말고, 기상 후 2시간 이내에 햇볕을 본다.

3 수면 유도 호르몬인 멜라토닌은 세로토닌으로부터 합성되는데, 이 세로토닌의 원료가 되는 단백질 성분이 트립토판(tryptophan)이다. 트립토판은 수면 시간을 충분하게 해주는 효과가 있으며,[38] 생선, 견과류, 육류, 유제품에 많이 함유되어 있다.

4 생체 리듬 조절에 방해가 되는 것, 특히 저녁 시간 이후의 스마트폰 이용, TV 시청 등 눈을 자극하는 행위를 자제하고, 일찍 자고 충분히 수면을 취하는 습관을 유지한다.

부록　심혈관 전쟁의 준비가 얼마나 양호한지 알려주는 진단 도구

~~~~~~

1. 전통적인 심혈관 질환 위험 인자로 잘 알려진 사항들에 대한 검사

(1) 혈압

약물 치료 기준	자가 측정시 고혈압	혈압 최적의 범위
140/90mmHg 이상	135/85mmHg 이상	110~120/70~80mmHg

혈압 측정 전 최소 5분은 안정을 취하고 잰다. 흡연, 커피, 운동 이후 30분이 지난 뒤에 잰다. 등받이가 있는 의자에 양발을 꼬지 않고 기대어 앉아 측정한다. 50세 이상에서는 이완기 혈압보다 수축기 혈압, 맥압(최고 혈압과 최저 혈압의 차이: 35~45mmHg가 적당함)이 심혈관 전쟁의 승패에 대해 더 큰 예측력을 가진다.

(2) 혈당

다음 사항 중 1가지 이상에 해당할 때 당뇨병이 진단된다.

– 당화혈색소 ≧ 6.5%

– 8시간 공복 혈당 ≧ 126mg/dL

– 당뇨병의 전형적인 증상(체중 감소, 다음, 다뇨)과 무작위 혈당 ≧ 200mg/dL

세 번째 경우가 아니면, 2번 이상의 검사를 해야 한다. 당뇨 선별 검사는 40세 이상이거나 과체중/비만인 성인에서 1~3년마다 받는 것을 권고한다.

(3) 콜레스테롤

• 2018년 이상지질혈증 진단 기준 : 한국지질-동맥경화학회

콜레스테롤 수치	총콜레스테롤	LDL 콜레스테롤	중성 지방	HDL 콜레스테롤
매우 위험		≧ 190	≧ 500	
위험	≧ 240	160~189	200~499	< 40
경계	200~239	130~159	150~199	
정상		100~129		
적정	< 200	< 100	< 150	≧ 60

*총콜레스테롤 240 이상, LDL 콜레스테롤 160 이상, 중성 지방 200 이상, 또는 HDL 콜레스테롤 40 미만인 경우 중 한 가지 이상에 해당되면 이상지질혈증으로 정의한다.
LDL: 저밀도 지단백, HDL: 고밀도 지단백

20세 이상의 모든 성인은 5년마다 9시간 공복 후 콜레스테롤 검사를 하는 것이 좋다. 가족력이 있다면 더 자주 검사한다. 그리고 서로 다른 시점에 2회 이상의 혈액 검사가 필요하다.

LDL 콜레스테롤이 심혈관 위험을 측정하는 데 1차 항목인 것은 분명하지만, 약을 충분히 써도 위험에 직면하는 사람들이 많은 것이 사실이다. 이를 '잔여 위험residual risk'이라 부른다. 이는 대개 중성 지방triglyceride이나 중성 지방이 풍부한 지단백 내의 콜레스테롤 때문이다. 나쁜 콜레스테롤이라도 크기와 밀도에 따라 더 나쁜 구성 요소가 있고, 덜 나쁜 것이 있다. 그러므로 LDL 콜레스테롤을 1차적으로 검사하여 수치가 높다면, 다시 정밀 검사로 하위 요소들을 점검할 필요가 있다. 하위 항목들은 다음과 같다.

• 기저 질환 유무에 따른 콜레스테롤 종류별 목표 수치

	심혈관 건강 양호 (기저 심혈관 질환 없음)	심혈관 건강 경고 (당뇨, 경동맥 질환)	심혈관 건강 적색 신호 (기저 심혈관 질환 보유)
비 HDL 콜레스테롤 (mg/dL)	< 190	< 160	< 130
잔여 콜레스테롤 (mg/dL)	< 30	< 30	< 30
지방단백질 (a) (mg/dL)	< 30	< 30	< 50
아포지방단백질 B/A		< 1.0	< 0.8

*비 HDL 콜레스테롤 (Non-HDL-cholesterol) = 총콜레스테롤 − HDL
*잔여 콜레스테롤 (Remnant cholesterol) = 총콜레스테롤 − HDL − LDL

특히, 당뇨, 비만, 대사 증후군이 동반되었거나 중성 지방이 상승한 경우 비HDL이나 잔여 콜레스테롤 수치가 심혈관 전쟁의 승패 여부를 잘 나타내어준다. 지방단백질(a)의 경우 콜레스테롤 수

치가 높은 가족력이 있거나, LDL이 180 이상일 때 신경 써서 측정해보자. 이는 유전적인 요소가 강하기 때문이다. 또한, 아포지방단백질 B/A 비율이 0.9를 넘지 않는 것이 좋다.(B가 A보다 크기가 작고, 염증을 더 유발하여 동맥경화의 주범이 된다.)[1]

(4) 비만

몸무게를 키의 제곱으로 나눈 것이 비만도이며, 계산했을 때 18.5~22.9kg/m²가 정상 범위이다. 23~24.9이 비만 전 단계인 과체중, 그리고 25 이상부터가 비만에 속한다. 허리둘레는 복부 비만에 초점을 맞추므로 근육량이 들어가는 비만도보다 심혈관 질환 위험을 더 잘 예상할 수 있다. 남성은 90cm 미만, 여성은 85cm 미만이 정상 허리둘레 수치이다.

2. 부가적으로 심혈관 전쟁의 승리 여부를 알 수 있는 검사

특히 젊은 성인에게서 전통적인 위험 인자만 측정하면 심혈관 전쟁의 준비가 제대로 이루어지고 있는지 여부를 파악하기에는 부족할 수 있다. 전통적 위험 요인이 향후 심혈관 질환 발생을 정확히 예측하는 데 있어서 절반 가까이 틀렸다는 보고도 있으니 말이다. 그러므로 심혈관 질환의 1차 예방으로 쓰일 수 있는 보조적 진단 도구들을 살펴보도록 하자.[2]

	분자 및 세포 검사 (혈액, 소변, 대변)	기능 및 구조 검사	복합적 생체 표지 예측 인자
모든 연령	(1) 만성 염증 지수 (C-반응성 단백, 인터류킨-6, 피브리노겐) (2) 지단백(a), 아포지질단백질B : 낮아야 함. (3) 간기능 혈액 검사 (4) 혈중 요산 수치 (5) 인슐린 유사성장인자-1: 높은 것이 좋음. (6) 장내 미생물 검사	(1) 맥파전달속도 (PWV-pulse wave velocity : 높을수록 동맥경직도 증가) (2) 경동맥 초음파 – 내중막 두께 측정 (3) 관상동맥 CT – 칼슘 석회화 점수 (4) 전산화단층 혈관조영술(CT 이용)	(1) 혈관 노화 지수 (vascular aging index) : 경동맥 초음파와 맥파 전달 속도 2가지 검사를 같이 시행.
장년+노년 55세 이상	(1) 뇌나트륨이뇨펩티드 (낮은 수치가 좋음) (2) 트로포닌 T (낮은 수치가 좋음) (3) 트랜스페린 (transferrin: 철 수송, 낮으면 좋음)		(1) 노쇠 지수 34 : 비만도, 동반 질환, 약물 개수, 인지 검사 포함
청년+중년 (젊은 무증상 성인) 40~54세	(1) 기계적 학습법 : 수축기 혈압+당화혈색소, 콜레스테롤+백혈구(7,300보다 낮아야 함), 혈색소, 비타민 B12, 신장기능검사, 요산+음주량		

　　장년층 이상에서 잘 쓰이는 검사가 뇌나트륨이뇨펩티드BNP: Brain natriuretic peptide와 트로포닌troponin T 검사다. 심혈관 전쟁 준비 정도에 따른 수치 범위는 다음과 같다. 펩티드 쪽이 더 우수한 것으로 알려져 있지만, 두 검사를 동시에 시행하면 정확도가 더 올라간다.[3]

	심혈관 전쟁 준비 양호	심혈관 전쟁 준비 부족	심혈관 전쟁 준비 적신호
뇌나트륨이뇨펩티드	< 100 pg/mL	100~299 pg/mL	≧ 300 pg/mL
트로포닌 T	< 6 ng/L	6~13 ng/L	≧ 14 ng/L

간기능 혈액 검사로도 심혈관 위험 정도를 간접적으로 알 수 있다. 연관 관계의 가능성이 높은 수치들은 총빌리루빈, 감마–글루타밀 전이효소Gamma-glutamyl transpeptidase: GGT, 알칼리 인산분해효소alkaline phosphatase(ALP) 세 가지가 있다. 총빌리루빈은 황달을 보기 위한 것인데, 정상 범위 내에서 높은 수치가(0.7~1.2mg/dL) 항산화 작용을 나타내므로 심혈관 전쟁의 승리를 예측할 수 있다. 반대로 GGT와 ALP는 염증과 산화 반응을 증가시키면서 동맥경화 형성에도 관여할 수 있는데, 높은 수치가 심혈관 질환의 발생 증가와 연관이 있다.[4]

통풍과 관련이 깊은 요산 수치의 경우, 전통적인 위험 요인보다는 덜하지만 심혈관 질환의 발생/사망과 수치가 비례하여 증가한다. 산화와 염증을 조장함으로써 심장과 혈관 두 군데의 내피세포 기능을 떨어뜨리기 때문이다. 높은 요산 수치는 열량 제한으로 체중을 감량하고, 육식·단순당·포화지방 섭취를 줄이면 조절할 수 있다.[5]

혈액응고 검사 중 피브리노겐은 염증 때문에 증가할 수 있으므로, 향후 심혈관 위험 정도를 잘 보여줄 것이다. 정상 범위는 200~400mg/dL이다.[6]

기본 혈액 검사에서 이상이 발견되면 구조 및 기능의 영상 검사 단계로 넘어가야 한다. 전산화단층 혈관조영술coronary computed tomography angiography(CCTA)은 관상동맥 질환 진단을 위해 우선적으로 쓸 수 있는 비침습적 진단 방법이다. 분자 및 세포 검사에서 고위험군에 속하는 경우 시행해야 한다. 칼슘 점수를 내는 관상동맥 CT와 달리, CCTA는 관상동맥 협착의 심각도, 플라크 구성과 형태까지 모두 알아볼 수 있는 장점을 지니고 있다.[7]

참고 주

Reference Notes

머리말

1   Roth GA, et al. Global Burden of Cardiovascular Diseases and Risk Factors, 1990–2019. J Am Coll Cardiol.2020;76:2982-3021.

2   Li Y, et al. Impact of Healthy Lifestyle Factors on Life Expectancies in the US Population. Circulation. 2018;138:345-355.

3   Kaneko H, et al. Association of Cardiovascular Health Metrics With Subsequent Cardiovascular Disease in Young Adults. J Am Coll Card iol. 2020;76:2414–2416.

4   Bateson P, et al. Developmental plasticity and human health. Nature. 2004;430:419-421.

5   Arora S, et al. Twenty Year Trends and Sex Differences in Young Adu lts Hospitalized With Acute Myocardial Infarction. Circulation. 2019;139:1047-1056.

6   Fernandez-Jimenez R, et al. Children Present a Window of Opportu nity for Promoting Health: JACC Review Topic of the Week. J Am Coll Cardiol. 2018;72:3310-3319.

1장 염증이 심혈관 질환을 촉발한다

1   MIGEON CJ, et al. Dehydroepiandrosterone and androsterone lev els in human plasma: effect of age and sex; day-to-day and diurnal variations. J Clin Endocrinol Metab. 1957;17:1051-1062.

2   Traish AM, et al. Dehydroepiandrosterone (DHEA)--a precursor ster oid or an active hormone in human physiology. J Sex Med.

2011;8:2960-2982.

3 Tchkonia T, et al. Fat tissue, aging, and cellular senescene. Aging Cell. 2010;9:667-684.

4 Coelho M, et al. Biochemistry of adipose tissue: an endocrine organ. Arch Med Sci. 2013;9:191-200.

5 Furman D, et al. Chronic inflammation in the etiology of disease acr oss the life span. Nat Med. 2019;25:1822-1832.

6 Wang X, et al. Inflammatory markers and risk of type 2 diabetes: a sys tematic review and meta-analysis. Diabetes Care. 2013;36:166-175.

7 Bentzon JF, et al. Mechanisms of plaque formation and rupture. Circ Res. 2014;114:1852-1866.

8 Lameijer MA, et al. Monocytes and macrophages as nanomedicinal targets for improved diagnosis and treatment of disease. Expert Rev Mol Diagn. 2013; 13: 567-580.

9 Gawaz M, et al. Platelets in inflammation and atherogenesis. J Clin Invest. 2005;115:3378-3384.

10 Libby P, et al. Inflammation, Immunity, and Infection in Atherothro mbosis: JACC Review Topic of the Week.. J Am Coll Cardiol. 2018;72:2071-2081.

11 Li Y, et al. Hs-CRP and all-cause, cardiovascular, and cancer mortal ity risk: A meta-analysis. Atherosclerosis. 2017;259:75-82.

12 Jee SH, et al. White blood cell count and risk for all-cause, cardiovas cular, and cancer mortality in a cohort of Koreans. Am J Epidemiol. 2005;162:1062-1069.

13 Lopez-Garcia E, et al. Major dietary patterns are related to plasma concentrations of markers of inflammation and endothelial dysfunct ion. Am J Clin Nutr. 2004;80:1029-1035.

14 Kean BH. The blood pressure of the Kuna Indians. Am J Trop Med Hyg. 1944;24:341-343.

15 Bayard V, et al. Does flavanol intake influence mortality from nitric-

oxide dependent process? Ischemic heart disease, stroke, diabetes
mellitus, and cancer in Panama. Int J Med Sci.2007;4:53-58.

16 di Giuseppe R, et al. Regular consumption of dark chocolate is associ
ated with low serum concentrations of C-reactive protein in a heal
thy Italian population. J Nutr. 2008;138:1939-1945.

17 Kwok CS, et al. Habitual chocolate consumption and risk of cardiova
scular disease among healthy men and women. Heart.
2015;101:1279-1287.

18 Zomer E, et al. The effectiveness and cost effectiveness of dark choco
late consumption as prevention therapy in people at high risk of card
iovascular disease: best case scenario analysis using a Markov model.
BMJ. 2012;344:e3657.

19 Nicklas BJ, et al. Behavioural treatments for chronic systemic inflam
mation: effects of dietary weight loss and exercise training. CMAJ
2005;172:1199-1209.

2장 장내 미생물과 어떻게 공존할 것인가

1 Guarner F, Malagelada JR. Gut flora in health and disease. Lancet
2003; 361: 512.

2 Qin J, et al. A human gut microbial gene catalogue established by
metagenomic sequencing. Nature 2010;464: 59-65.

3 Hill DA, et al. Metagenomic analyses reveal antibiotic-induced temp
oral and spatial changes in intestinal microbiota with associated alter
ations in immune cell homeostasis. Mucosal Immunol
2010;3:148-158.

4 Arumugam M, et al. Enterotypes of the human gut microbiome. Nat
ure. 2011;473:174-180.

5 Devaraj S, et al. The human gut microbiome and body metabolism:

implications for obesity and diabetes. Clin Chem. 2013;59:617-628.

6 Hansotia T, Drucker DJ. GIP and GLP-1 as incretin hormones: less ons from single and double incretin receptor knockout mice. Regul Pept. 2005;128:125-134.

7 Goodrich JK, et al. Genetic Determinants of the Gut Microbiome in UK Twins. Cell Host Microbe. 2016;19:731-743.

8 Zhang P, et al. Commensal Homeostasis of Gut Microbiota-Host for the Impact of Obesity. Front Physiol. 2018;8:1122.

9 Wu GD, et al. Linking long-term dietary patterns with gut microbial enterotypes. Science. 2011;334:105-108.

10 Cho I, et al. Antibiotics in early life alter the murine colonic microbi ome and adiposity. Nature. 2012;488:621-626.

11 Imhann F, et al. Proton pump inhibitors affect the gut microbiome. Gut. 2016;65:740-748.

12 Carmody RN, et al. Diet dominates host genotype in shaping the murine gut microbiota. Cell Host Microbe. 2015 ;17:72-84.

13 Mitsou EK, et al. Adherence to the Mediterranean diet is associated with the gut microbiota pattern and gastrointestinal characteristics in an adult population. Br J Nutr. 2017;117:1645-1655.

14 Vangay P, et al. US Immigration Westernizes the Human Gut Micro biome. Cell. 2018;175:962-972.

15 Dawson P, et al. Residence time and food contact time effects on tra nsfer of Salmonella Typhimurium from tile, wood and carpet: testing the five-second rule. J Appl Microbiol. 2007;102:945-953.

16 De Filippo C, et al. Impact of diet in shaping gut microbiota revealed by a comparative study in children from Europe and rural Africa. Proc Natl Acad Sci U S A. 2010;107:14691-14696.

17 Liu R, et al. Gut microbiome and serum metabolome alterations in obesity and after weight-loss intervention. Nat Med. 2017;23:859-868.

18 Turnbaugh PJ, et al. An obesity-associated gut microbiome with incr eased capacity for energy harvest. Nature. 2006;444:1027-1031.

19 Hjorth MF, R, et al. Pre-treatment microbial Prevotella-to-Bacteroides ratio, determines body fat loss success during a 6-month randomized controlled diet intervention. Int J Obes (Lond). 2018;42:580-583.

20 Cotillard A, et al. Dietary intervention impact on gut microbial gene richness. Nature. 2013;500:585-588.

21 Smillie CS, et al. Ecology drives a global network of gene exchange connecting the human microbiome. Nature 2011;480:241-244.

22 Krautkramer KA, et al. Diet-Microbiota Interactions Mediate Global Epigenetic Programming in Multiple Host Tissues. Mol Cell. 2016;64:982-992.

23 Tang WHW, et al. Intestinal Microbiota in Cardiovascular Health and Disease: JACC State-of-the-Art Review. J Am Coll Cardiol. 2019;73:2089-2105.

24 Qin J, et al. A metagenome-wide association study of gut microbiota in type 2 diabetes. Nature. 2012;490:55-60.

25 Zhao L, et al. Gut bacteria selectively promoted by dietary fibers alle viate type 2 diabetes. Science. 2018;359:1151-1156.

26 Makki K, et al. The Impact of Dietary Fiber on Gut Microbiota in Host Health and Disease. Cell Host Microbe. 2018;23:705-715.

27 Yu D, et al. Urinary Levels of Trimethylamine-N-Oxide and Incident Coronary Heart Disease: A Prospective Investigation Among Urban Chinese Adults. J Am Heart Assoc. 2019;8:e010606.

28 Wang Z, Bergeron N, Levison BS, Li XS, Chiu S, Jia X, et al. Impact of chronic dietary red meat, white meat, or non-meat protein on tri methylamine N-oxide metabolism and renal excretion in healthy men and women. Eur Heart J. 2019;40:583-594.

29 Erickson ML, et al. Effects of Lifestyle Intervention on Plasma Trime

Zhang Q, et al. Effect of probiotics on body weight and body-mass index: a systematic review and meta-analysis of randomized, control led trials. Int J Food Sci Nutr 2015;67:571-580.

Boutagy NE, et al. Probiotic supplementation and trimethylamine-N-oxide production following a high-fat diet. Obesity (Silver Spring). 2015;23:2357-2363.

3장 심박수로 심혈관 질환을 알아차린다

1 Hulbert AJ, et al. Life and death: Metabolic rate, membrane composi tion, and life span of animals. Physiol Rev 2007; 87: 1175-1213.

2 Boudoulas KD, et al. Heart Rate, Life Expectancy and the Cardiovas cular System: Therapeutic Considerations. Cardiology. 2015;132:199-212.

3 Julius S, et al. Altered cardiac responsiveness and regulation in the normal cardiac output type of borderline hypertension. Circ Res. 1975; 36:199-207.

4 Opdahl A, et al. Resting heart rate as predictor for left ventricular dys function and heart failure: MESA(Multi-Ethnic Study of Atherosclero sis). J Am Coll Cardiol. 2014;63:1182-1189.

5 Heidland UE, Strauer BE. Left ventricular muscle mass and elevated heart rate are associated with coronary plaque disruption. Circulat ion. 2001;104:1477-1482.

6 Tanaka N, et al. Heart-rate-proportional oxygen consumption for constant cardiac work in dog heart. Jpn J Physiol 1990;40:503-521.

7 Sambuceti G, et al. Coronary vasoconstriction during myocardial isc hemia induced by rises in metabolic demand in patients with coron ary artery disease. Circulation. 1997;95:2652-2659.

8 Fox K, et al. Resting heart rate in cardiovascular disease. J Am Coll Cardiol. 2007;50:823-830.

9 Whelton SP, et al. Association between resting heart rate and inflammatory biomarkers (high-sensitivity C-reactive protein, interleukin-6, and fibrinogen) (from the Multi-Ethnic Study of Atherosclerosis). Am J Cardiol 2014;113:644-649.

10 Jensen MT, et al. Elevated resting heart rate, physical fitness and all-cause mortality: a 16-year follow-up in the Copenhagen Male Study. Heart. 2013;99:882-887.

11 Zhang D, et al. Resting heart rate and all-cause and cardiovascular mortality in the general population: a meta-analysis. CMAJ. 2016;188:E53-63.

12 Kjekshus JK. Importance of heart rate in determining beta-blocker efficacy in acute and long-term acute myocardial infarction intervention trials. Am J Cardiol. 1986;57:43F-49F.

13 Myers J, et al. Exercise capacity and mortality among men referred for exercise testing. N Engl J Med 2002;346:793-801.

14 Farah BQ, et al. Association between resting heart rate and cardiovascular risk factors in adolescents. Eur J Pediatr. 2015;174:1621-1628.

15 Reimers AK, et al. Effects of Exercise on the Resting Heart Rate: A Systematic Review and Meta-Analysis of Interventional Studies. J Clin Med. 2018;7:pii: E503.

16 Paul-Labrador M, et al. Effects of a randomized controlled trial of transcendental meditation on components of the metabolic syndrome in subjects with coronary heart disease. Arch Intern Med. 2006;166:1218-1224.

17 Hauan M, et al. Associations of Insomnia Symptoms With Blood Pressure and Resting Heart Rate: The HUNT Study in Norway. Behav Sleep Med. 2018;16:504-522.

18 Rossi RC, et al. Impact of obesity on autonomic modulation, heart rate and blood pressure in obese young people.Auton Neurosci. 2015;193:138-141.

4장 심혈관은 다른 장기들과 유기적으로 연결되어 있다

1 Sinoway LI. Drew RC. Autonomic control of the heart: In Premier on the Autonomic nervous system. 3rd ed. Elsevier 2012;177-180.

2 Severino P, et al. Myocardial Ischemia and Diabetes Mellitus: Role of Oxidative Stress in the Connection between Cardiac Metabolism and Coronary Blood Flow. J Diabetes Res. 2019;2019:9489826.

3 Balasubramanian P, et al. Sympathetic nervous system as a target for aging and obesity-related cardiovascular diseases. Geroscience. 2019;41:13-24.

4 Phelps EA, LeDoux JE. Contributions of the amygdala to emotion processing: from animal models to human behavior. Neuron. 2005;48:175-187.

5 de Lucia C, et al. Sympathetic nervous system in age-related cardiovascular dysfunction: Pathophysiology and therapeutic perspective. Int J Biochem Cell Biol. 2019;108:29-33.

6 Straznicky NE, et al. Sympathetic neural adaptation to hypocaloric diet with or without exercise training in obese metabolic syndrome subjects. Diabetes. 2010;59:71-79.

7 László A, et al. The role of neurotrophins in psychopathology and cardiovascular diseases: psychosomatic connections. J Neural Transm (Vienna). 2019;126:265-278.

8 Szczepanska-Sadowska E, et al. Dysregulation of the Renin-Angiotensin System and the Vasopressinergic System Interactions in Cardiovascular Disorders. Curr Hypertens Rep. 2018;20:19.

9   Pugliese NR, et al. The renin-angiotensin-aldosterone system: a cros
    sroad from arterial hypertension to heart failure. Heart Fail Rev.
    2019;25:31-42.

10 Martin-Subero M, et al. Comorbidity between depression and inflam
    matory bowel disease explained by immune-inflammatory, oxidative,
    and nitrosative stress; tryptophan catabolite; and gut-brain pathw
    ays. CNS Spectr. 2016;21:184-198.

11 Berger M, et al. The expanded biology of serotonin. Annu Rev Med.
    2009;60:355-366.

12 Smith LK, Wissel EF. Microbes and the Mind: How Bacteria Shape
    Affect, Neurological Processes, Cognition, Social Relationships, Dev
    elopment, and Pathology. Perspect Psychol Sci. 2019;14:397-418.

13 Browning KN, Travagli RA. Central nervous system control of gastro
    intestinal motility and secretion and modulation of gastrointestinal
    functions. Compr Physiol. 2014;4:1339-1368.

14 Browning KN, et al. The Vagus Nerve in Appetite Regulation, Mood,
    and Intestinal Inflammation. Gastroenterology. 2017;152:730-744.

15 Date Y. Ghrelin and the vagus nerve. Methods Enzym. 2012;
    514:261-269.

16 Little TJ, et al. Modulation by high-fat diets of gastrointestinal funct
    ion and hormones associated with the regulation of energy intake:
    implications for the pathophysiology of obesity. Am J Clin Nutr.
    2007; 86:531-541.

17 de Lartigue G, et al. Diet-induced obesity leads to the development
    of leptin resistance in vagal afferent neurons. Am J Physiol Endocri
    nol Metab. 2011;301:E187-E195.

18 Tracey KJ. The inflammatory reflex. Nature. 2002;420:853-859.

19 Toftgaard C. Gastric cancer after peptic ulcer surgery. A historic pro
    spective cohort investigation. Ann Surg. 1989;210:159-164.

20 Srinivasa RN, et al. Cardiovascular Risk Factors Associated with Sma

ller Brain Volumes in Regions Identified as Early Predictors of Cogni
tive Decline. Radiology. 2016;278:198-204.

21 Iadecola C. Neurovascular regulation in the normal brain and in Alzh
    eimer's disease. Nat Rev Neurosci. 2004;5:347-360.

22 Pendlebury ST, et al. Incidence and prevalence of dementia associa
    ted with transient ischaemic attack and stroke: analysis of the
    population-based Oxford Vascular Study. Lancet Neurol
    2019;18:248-258.

23 Wentzel C, et al. Progression of impairment in patients with vascular
    cognitive impairment without dementia. Neurology
    2001;57:714-716.

24 Iadecola C, et al. Vascular Cognitive Impairment and Dementia:
    JACC Scientific Expert Panel. J Am Coll Cardiol.
    2019;73:3326-3344.

25 Toledo JB, et al. Contribution of cerebrovascular disease in autopsy
    confirmed neurodegenerative disease cases in the National Alzheime
    r's Coordinating Centre. Brain 2013;136:2697-2706.

26 Hachinski V, et al. Preventing dementia by preventing stroke: The
    Berlin Manifesto. Alzheimers Dement. 2019;15:961-984.

27 Livingstone G, et al. al. Dementia prevention intervention and care.
    Lancet 2017;390:2673-2734.

28 Scott KM, et al. Associations between DSM-IV mental disorders and
    subsequent heart disease onset: beyond depression. Int J Cardiol.
    2013;168:5293-5299.

29 Strine TW, et al. The association of depression and anxiety with obes
    ity and unhealthy behaviors among community-dwelling US adults.
    Gen Hosp Psychiatry. 2008;30:127-137.

30 Mantovani A, et al. Nonalcoholic fatty liver disease and risk of incid
    ent type 2 diabetes: a meta-analysis. Diabetes Care
    2018;41:372-382.

31 Wu S, et al. Association of non-alcoholic fatty liver disease with major adverse cardiovascular events: a systematic review and meta-analysis. Sci Rep 2016;6:33386.

32 Stahl EP, et al. Nonalcoholic Fatty Liver Disease and the Heart: JACC State-of-the-Art Review. J Am Coll Cardiol. 2019;73:948-963.

33 Liccardo D, et al. Periodontal Disease: A Risk Factor for Diabetes and Cardiovascular Disease. Int J Mol Sci. 2019;20: e1414.

34 Khader YS, et al. Periodontal diseases and the risk of coronary heart and cerebrovascular diseases: a meta-analysis. J Periodontol. 2004;75:1046-1053.

35 Park SY, et al. Improved oral hygiene care attenuates the cardiovascular risk of oral health disease: a population-based study from Korea. Eur Heart J. 2019;40:1138-1145.

5장 유전과 심혈관 질환의 관계

1 Redondo MJ, et al. Genetics of type 1A diabetes. Recent Prog Horm Res. 2001;56:69-89.

2 Beck-Nielsen H, et al. Metabolic and genetic influence on glucose metabolism in type 2 diabetic subjects-experiences from relatives and twin studies. Best Pract REs Clin Endocrinol Metab. 2003;17:445-467.

3 Abul-Husn NS, et al. Genetic identification of familial hypercholesterolemia within a single U.S. health care system. Science. 2016;354. pii: aaf7000.

4 Groop L, Pociot F. Genetics of diabetes--are we missing the genes or the disease? Mol Cell Endocrinol. 2014;382:726-739.

5 Li JZ, et al. Worldwide human relationships inferred from genome-wide patterns of variation. Science. 2008;319:1100-1104.

6   Wellcome Trust Case Control Consortium. Genome-wide associat
     ion study of 14,000 cases of seven common diseases and 3,000 sha
     red controls. Nature. 2007;447:661-678.

7   [네이버 지식백과] DNA에 남은 표지를 찾는 '후성유전학 특성화 및 관찰
     프로젝트' (미국방고등연구계획청 DARPA, 과학재단 NSF)

8   Bird A. Perceptions of epigenetics. Nature. 2007;447:396-398.

9   Fraga MF, et al. Epigenetic differences arise during the lifetime of
     monozygotic twins. Proc Natl Acad Sci U S A.
     2005;102:10604-10609.

10   Nilsson E, Ling C. DNA methylation links genetics, fetal environm
     ent, and an unhealthy lifestyle to the development of type 2 diabe
     tes. Clin Epigenetics. 2017;9:105.

11   Shanmugam MK, Sethi G. Role of epigenetics in inflammation-
     associated diseases. Subcell Biochem. 2013;61:627-657.

12   Zhang Y, et al. DNA methylation signatures in peripheral blood stro
     ngly predict all-cause mortality. Nat Commun 2017;8:14617.

13   Ling C, Ronn T. Epigenetics in Human Obesity and Type 2 Diabe
     tes. Cell Metab. 2019;29:1028-1044.

14   Blackburn EH. Structure and function of telomeres. Nature
     1991;350:569-573.

15   Cawthon RM, et al. Association between telomere length in blood
     and mortality in people aged 60 years or older. Lancet.
     2003;361:393-395.

16   Haycock PC, et al. Leucocyte telomere length and risk of cardiovascu
     lar disease: systematic review and meta-analysis. BMJ.
     2014;349:g4227.

17   Kujala UM, et al. Relationship of leisure-time physical activity and
     mortality: the Finnish twin cohort. JAMA. 1998;279:440-444.

18   Gaber Mate, "Dr. Gabor Mate-New Paradigms, Ayahuasca, and Red
     ifining Addiction." The Tim Ferriss Show, February 20, 2018,

19 Rizzacasa B, et al. Epigenetic Modification in Coronary Atherosclero sis: JACC Review Topic of the Week. J Am Coll Cardiol. 2019;74:1352-1365.

20 Khera AV, et al. Genetic Risk, Adherence to a Healthy Lifestyle, and Coronary Disease. N Engl J Med. 2016;375:2349-2358.

6장 스트레스와 우울증은 심혈관을 위협한다

1 Langa KM, et al. Extent and cost of informal caregiving for older Americans with symptoms of depression. Am J Psychiat 2004;161:857-863.

2 Mykletun A, et al. Levels of anxiety and depression as predictors of mortality: the HUNT study. Br J Psychiatry. 2009;195:118-125.

3 Yusuf S, et al. Effect of potentially modifiable risk factors associated with myocardial infarction in 52 countries (the INTERHEART study): case-control study. Lancet. 2004;364:937-952.

4 Jovanova OS, et al. DNA Methylation Signatures of Depressive Sym ptoms in Middle-aged and Elderly Persons: Meta-analysis of Multiet hnic Epigenome-wide Studies. JAMA Psychiatry. 2018;75:949-959.

5 Bakusic J, et al. Stress, burnout and depression: A systematic review on DNA methylation mechanisms. J Psychosom Res. 2017;92:34-44.

6 McEwen BS. Sex, stress and the hippocampus: allostasis, allostatic load and the aging process. Neurobiol Aging. 2002;23:921-939.

7 Sin NL, et al. Affective reactivity to daily stressors is associated with elevated inflammation. Health Psychol. 2015;34:1154-1165.

8 Jha MK, et al. Screening and Management of Depression in Patients With Cardiovascular Disease: JACC State-of-the-Art Review. J Am

264

Coll Cardiol. 2019;73:1827-1845.

9   Williams MS. Platelets and depression in cardiovascular disease: a brief review of the current literature. World J Psychiatry. 2012;2:114-123.

10 Musselman DL, et al. Platelet reactivity in depressed patients treated with paroxetine: preliminary findings. Arch Gen Psychiatry 2000;57:875-882.

11 Kelly JR, et al. Transferring the blues: Depression-associated gut mic robiota induces neurobehavioural changes in the rat. J Psychiatr Res. 2016;82:109-118.

12 Aoki-Yoshida A, et al. Omics Studies of the Murine Intestinal Ecosys tem Exposed to Subchronic and Mild Social Defeat Stress. J Prote ome Res. 2016;15:3126-3138.

13 O'Mahony SM, et al. Early life stress alters behavior, immunity, and microbiota in rats: implications for irritable bowel syndrome and psy chiatric illnesses. Biol Psychiatry. 2009;65:263-267.

14 Bailey MT, et al. Stressor exposure disrupts commensal microbial populations in the intestines and leads to increased colonization by Citrobacter rodentium. Infect Immun. 2010;78:1509-1519.

15 Winter G, et al. Gut microbiome and depression: what we know and what we need to know. Rev Neurosci. 2018;29:629-643.

16 Kivimaki M, et al. Long working hours and risk of coronary heart dis ease and stroke: a systematic review and meta-analysis of published and unpublished data for 603,838 individuals. Lancet. 2015;386:1739-1746.

17 Emdin CA, et al. Meta-Analysis of Anxiety as a Risk Factor for Cardi ovascular Disease. Am J Cardiol. 2016;118:511-519.

18 Iso H, et al. Perceived mental stress and mortality from cardiovascu lar disease among Japanese men and women: the Japan Collaborat ive Cohort Study for Evaluation of Cancer Risk Sponsored by Monb

usho (JACC Study). Circulation. 2002;106:1229-1236.

19 Tryon MS, et al. Chronic stress exposure may affect the brain's respo nse to high calorie food cues and predispose to obesogenic eating habits. Physiol Behav. 2013;120:233-242.

20 Batty GD, et al. Psychological distress in relation to site specific can cer mortality: pooling of unpublished data from 16 prospective coh ort studies. BMJ. 2017;356:j108.

21 Wirtz PH, von Kanel R. Psychological Stress, Inflammation, and Cor onary Heart Disease. Curr Cardiol Rep. 2017;19:111.

22 Tawakol A, et al. Stress-Associated Neurobiological Pathway Linking Socioeconomic Disparities to Cardiovascular Disease. J Am Coll Car diol. 2019;73:3243-3255.

23 Antoni MH, et al. The influence of bio-behavioural factors on tum our biology: pathways and mechanisms. Nat Rev Cancer. 2006;6:240-248.

24 Pan A, et al. Depression and risk of stroke morbidity and mortality: a meta-analysis and systematic review. JAMA. 2011;306:1241-1249.

25 DuBois CM, et al. Relationships between positive psychological cons tructs and health outcomes in patients with cardiovascular disease: A systematic review. Int J Cardiol. 2015;195:265-280.

26 Kim ES, et al. Prospective study of the association between dispositi onal optimism and incident heart failure. Circ Heart Fail. 2014;7:394-400.

27 Kim ES, et al. Dispositional optimism protects older adults from str oke: the Health and Retirement Study. Stroke. 2011;42:2855-2859.

28 Hingle MD, et al. Optimism and diet quality in the Women's Health Initiative. J Acad Nutr Diet. 2014;114:1036-1045.

29 Kubzansky LD, et al. Positive Psychological Well-Being and Cardiov ascular Disease: JACC Health Promotion Series. J Am Coll Cardiol. 2018;72:1382-1396.

30 Yu L, et al. Purpose in life and cerebral infarcts in community-dwelling older people. Stroke. 2015;46:1071-1076.

31 Pankalainen MT, et al. Pessimism and the risk for coronary heart disease among middle-aged and older Finnish men and women: a ten-year follow-up study. BMC Cardiovasc Disord 2015;15:113

32 Fredrickson BL, Losada MF. Positive affect and the complex dynamics of human flourishing. Am Psychol. 2005;60:678-686.

7장 적정 체중은 심혈관 위험에 대한 가장 중요한 방어

1   Speakman JR, et al. The 'Fat Mass and Obesity Related' (FTO) gene: Mechanisms of Impact on Obesity and Energy Balance. Curr Obes Rep. 2015;4:73-91.

2   Hewitt JK. The genetics of obesity: what have genetic studies told us about the environment. Behav Genet. 1997;27:353-358.

3   Fuster JJ, et al. Obesity-Induced Changes in Adipose Tissue Microenvironment and Their Impact on Cardiovascular Disease. Circ Res. 2016;118:1786-1807.

4   Dick KJ, et al. DNA methylation and body-mass index: a genome-wide analysis. Lancet. 2014;383:1990-1998.

5   Demerath EW, et al. Epigenome-wide association study (EWAS) of BMI, BMI change and waist circumference in African American adults identifies multiple replicated loci. Hum Mol Genet. 2015;24:4464-4479.

6   Horvath S, et al. Obesity accelerates epigenetic aging of human liver. Proc Natl Acad Sci U S A. 2014;111:15538-15543.

7   Lavie CJ, et al. Healthy Weight and Obesity Prevention: JACC Health Promotion Series. J Am Coll Cardiol. 2018;72:1506-1531.

8   Aune D, et al. Body mass index, abdominal fatness, and the risk of

sudden cardiac death: a systematic review and dose-response meta-analysis of prospective studies. Eur J Epidemiol. 2018;33:711-722.

9　Bhaskaran K, et al. Association of BMI with overall and cause-specific mortality: a population-based cohort study of 3·6 million adults in the UK. Lancet Diabetes Endocrinol. 2018;6:944-953.

10　Fuster JJ, et al. Obesity-Induced Changes in Adipose Tissue Microenvironment and Their Impact on Cardiovascular Disease. Circ Res. 2016;118:1786-1807.

11　Ledikwe JH, et al. Reductions in dietary energy density are associated with weight loss in overweight and obese participants in the PREMIER trial. Am J Clin Nutr. 2007;85:1212-1221.

12　Greene NF, et al. Weight maintenance 2 years after participation in a weight loss program promoting low-energy density foods. Obesity (Silver Spring). 2006;14:1795-1801.

13　Rolls BJ. The relationship between dietary energy density and energy intake. Physiol Behav. 2009; 97:609-615.

14　Sacks FM, et al. Comparison of weight-loss diets with different compositions of fat, protein, and carbohydrates. N Engl J Med. 2009;360:859-873.

15　Jo SL, et al. Factors Related to Failure in Weight Reduction or Maintenance in Korean Adults. Korean J Fam Pract. 2017;7:72-79.

16　Kraschnewski JL, et al. Long-term weight loss maintenance in the United States. Int J Obes (Lond). 2010;34:1644-1654.

17　Bray GA, et al. Corrective responses in human food intake identified from an analysis of 7-d food-intake records. Am J Clin Nutr. 2008;88:1504-1510.

18　Thomas JG, et al. Weight-loss maintenance for 10 years in the National Weight Control Registry. Am J Prev Med. 2014;46:17-23.

19　Volkow ND, et al. The dopamine motive system: implications for drug and food addiction. Nat Rev Neurosci. 2017;18:741-752.

20 Thanarajah SE, et al. Food Intake Recruits Orosensory and Post-ingestive Dopaminergic Circuits to Affect Eating Desire in Humans. Cell Metab. 2019;29:695-706.

21 양윤준. 근거기반 체중감량 운동. J Korean Med Assoc 2017;60:806-816.

22 Bray GA, et al. Corrective responses in human food intake identified from an analysis of 7-d food-intake records. Am J Clin Nutr. 2008;88:1504-1510.

8장 친해야 할 음식과 피해야 할 음식들

1 Bowman S, et al. Americans consume less added sugars and solid fats and consume more whole grains and oils: changes from 2003-04 to 2009-10. FASEB J 2014; 28(suppl):369.2.

2 Bang HO, et al. Plasma lipid and lipoprotein pattern in Greenlandic West-coast Eskimos. Lancet. 1971;1:1143-1145.

3 Nilsson E, Ling C. DNA methylation links genetics, fetal environment, and an unhealthy lifestyle to the development of type 2 diabetes. Clin Epigenetics. 2017;9:105.

4 Jacobsen SC, et al. Effects of short-term high-fat overfeeding on genome-wide DNA methylation in the skeletal muscle of healthy young men. Diabetologia. 2012;55:3341-3349.

5 Bøhn SK, , et al. Blood cell gene expression associated with cellular stress defense is modulated by antioxidant-rich food in a randomised controlled clinical trial of male smokers. BMC Med. 2010;8:54.

6 Garcia-Mantrana I, et al. Shifts on Gut Microbiota Associated to Mediterranean Diet Adherence and Specific Dietary Intakes on General Adult Population. Front Microbiol. 2018;9:890.

7 Osborne TB, et al. The effect of retardation of growth upon the bree

ding period and duration of life in rats. Science 1917; 45:294-295.

8   Masoro EJ. Overview of caloric restriction and ageing. Mech Ageing Dev. 2005;126:913-922.

9   Mattison JA, et al. Impact of caloric restriction on health and survival in rhesus monkeys from the NIA study. Nature. 2012;489:318-321.

10 Willcox BJ, et al. Caloric restriction, the traditional Okinawan diet, and healthy aging: the diet of the world's longest-lived people and its potential impact on morbidity and life span. Ann N Y Acad Sci. 2007;1114:434-455.

11 Willcox BJ, et al. How much should we eat? The association between energy intake and mortality in a 36-year follow-up study of Japanese-American men. J Gerontol A Biol Sci Med Sci. 2004;59:789-795.

12 Willcox DC. Okinawan longevity: where do we go from here? Nutr Dietetics 2005;8:9-17.

13 Jensen MD, et al. 2013 AHA/ACC/TOS guideline for the managem ent of overweight and obesity in adults: a report of the American Col lege of Cardiology/American Heart Association Task Force on Pract ice Guidelines and The Obesity Society. J Am Coll Cardiol. 2014;63:2985-3023.

14 O'Keefe JH, et al. A Pesco-Mediterranean Diet With Intermittent Fasting: JACC Review Topic of the Week. J Am Coll Cardiol. 2020;76:1484-1493.

15 Psaltopoulou T, et al. Mediterranean diet, stroke, cognitive impairm ent, and depression: A meta-analysis. Ann Neurol. 2013;74:580-591.

16 Zhan J, et al. Fruit and vegetable consumption and risk of cardiovasc ular disease: A meta-analysis of prospective cohort studies. Crit Rev Food Sci Nutr. 2017;57:1650-1663.

17 Aune D, et al. Nut consumption and risk of cardiovascular disease,

total cancer, all-cause and cause-specific mortality: a systematic rev iew and dose-response meta-analysis of prospective studies. BMC Med. 2016;14:207.

18 Wilck N, et al. Salt-responsive gut commensal modulates TH17 axis and disease. Nature. 2017;551:585-589.

19 Aburto NJ,et al. Effect of lower sodium intake on health: systematic review and meta-analyses. BMJ. 2013;346:f1326.

20 Graudal N, et al. Compared with usual sodium intake, low- and excessive-sodium diets are associated with increased mortality: a meta-analysis. Am J Hypertens. 2014;27:1129-1137.

21 Vartanian LR, et al. Effects of soft drink consumption on nutrition and health: a systematic review and meta-analysis. Am J Public Hea lth. 2007;97:667-675.

22 Pase MP, et al. Sugar- and Artificially Sweetened Beverages and the Risks of Incident Stroke and Dementia: A Prospective Cohort Study. Stroke. 2017;48:1139-1146.

23 Yang Q, et al. Added sugar intake and cardiovascular diseases mortal ity among US adults. JAMA Intern Med. 2014;174:516-524.

24 Seidelmann SB, et al. Dietary carbohydrate intake and mortality: a prospective cohort study and meta-analysis. Lancet Public Health. 2018;3:e419-e428.

25 Dehghan M, et al: Prospective Urban Rural Epidemiology (PURE) study investigators. Associations of fats and carbohydrate intake with cardiovascular disease and mortality in 18 countries from five continents (PURE): a prospective cohort study. Lancet. 2017;390:2050-2062.

26 Guasch-Ferre M, et al.: PREDIMED Study Investigators. Dietary fat intake and risk of cardiovascular disease and all-cause mortality in a population at high risk of cardiovascular disease. Am J Clin Nutr. 2015;102:1563-1573.

27 Levine ME, et al. Low protein intake is associated with a major reduc
    tion in IGF-1, cancer, and overall mortality in the 65 and younger
    but not older population. Cell Metab. 2014;19:407-417.

28 Fung TT, et al. Low-carbohydrate diets and all-cause and cause-
    specific mortality: two cohort studies. Ann Intern Med
    2010;153:289-298.

29 Richter CK, et al. Plant protein and animal proteins: do they differen
    tially affect cardiovascular disease risk? Adv Nutr. 2015;6:712-728

30 Tong TYN, et al. Risks of ischaemic heart disease and stroke in meat
    eaters, fish eaters, and vegetarians over 18 years of follow-up: results
    from the prospective EPIC-Oxford study. BMJ. 2019;366:l4897.

31 Zheng J, et al. Fish consumption and CHD mortality: an updated
    meta-analysis of seventeen cohort studies. Public Health Nutr.
    2012;15:725-737.

32 Reynolds A, et al. Carbohydrate quality and human health: a series of
    systematic reviews and meta-analyses. Lancet. 2019;393:434-445.

33 Tani Y, et al. Does Eating Vegetables at Start of Meal Prevent Childh
    ood Overweight in Japan? A-CHILD Study. Front Pediatr.
    2018;6:134.

34 Shukla AP, et al. Carbohydrate-last meal pattern lowers postprandial
    glucose and insulin excursions in type 2 diabetes. BMJ Open Diabe
    tes Res Care. 2017;5:e000440.

35 Onakpoya I, et al. The effect of green tea on blood pressure and lipid
    profile: a systematic review and meta-analysis of randomized clinical
    trials. Nutr Metab Cardiovasc Dis. 2014;24:823-836.

36 Cao SY, et al. Effects and Mechanisms of Tea and Its Bioactive Comp
    ounds for the Prevention and Treatment of Cardiovascular Diseases:
    An Updated Review. Antioxidants (Basel). 2019;8:166.

37 Miller PE, et al. Associations of Coffee, Tea, and Caffeine Intake with
    Coronary Artery Calcification and Cardiovascular Events. Am J

Med. 2017;130:188-197.

38 Poole R, et al. Coffee consumption and health: umbrella review of meta-analyses of multiple health outcomes. BMJ. 2017;359:j5024.

39 Grasser EK, et al. Energy Drinks and Their Impact on the Cardiovascular System: Potential Mechanisms. Adv Nutr. 2016;7:950-960.

40 Grasser EK, et al. Cardio- and cerebrovascular responses to the energy drink Red Bull in young adults: a randomized cross-over study. Eur J Nutr. 2014;53:1561-1571.

41 Tsui PF, et al. Spices and Atherosclerosis. Nutrients. 2018;10:1724.

42 Ho CW, et al. Varieties, production, composition and health benefits of vinegars: A review. Food Chem. 2017;221:1621-1630.

43 Hu FB, et al. Dietary intake of alpha-linolenic acid and risk of fatal ischemic heart disease among women. Am J Clin Nutr. 1999;69:890-897.

44 Yubero-Serrano EM, et al. Extra virgin olive oil: More than a healthy fat. Eur J Clin Nutr. 2019;72:8-17.

45 Schwingshackl L, et al. Monounsaturated fatty acids, olive oil and health status: a systematic review and meta-analysis of cohort studies. Lipids Health Dis. 2014;13:154.

46 Koutsos A, et al. Apples and cardiovascular health--is the gut microbiota a core consideration? Nutrients. 2015;7:3959-3998.

47 Larsson SC, et al. Total and specific fruit and vegetable consumption and risk of stroke: a prospective study. Atherosclerosis. 2013;227:147-152.

48 Stonehouse W, et al. Kiwifruit: our daily prescription for health. Can J Physiol Pharmacol. 2013;91:442-447.

49 Zhao CN, et al. Fruits for Prevention and Treatment of Cardiovascular Diseases. Nutrients. 2017;9:598.

50 Murai U, et al. Seaweed intake and risk of cardiovascular disease: the Japan Public Health Center-based Prospective (JPHC) Study. Am J

Clin Nutr. 2019;110:1449-1455.

9장 심혈관 질환에 대한 최선의 공격

1   Hawley JA, et al. Integrative biology of exercise. Cell 2014;159:738-749.

2   Pedersen BK, et al. Muscles, exercise and obesity: skeletal muscle as a secretory organ. Nat Rev Endocrinol. 2012;8:457-465.

3   Perry CG, et al. Repeated transient mRNA bursts precede increases in transcriptional and mitochondrial proteins during training in human skeletal muscle. J Physiol. 2010;588:4795-4810.

4   Connolly PH et al. Effects of exercise on gene expression in human peripheral blood mononuclear cells. J Appl Physiol (1985). 2004;97:1461-1469.

5   Rodriguez-Miguelez P, et al. Role of Toll-like receptor 2 and 4 signal ing pathways on the inflammatory response to resistance training in elderly subjects. Age (Dordr). 2014;36:9734.

6   Gjevestad GO, et al. Effects of Exercise on Gene Expression of Infla mmatory Markers in Human Peripheral Blood Cells: A Systematic Review. Curr Cardiovasc Risk Rep. 2015;9:34.

7   Buric I, et al. What Is the Molecular Signature of Mind-Body Interve ntions? A Systematic Review of Gene Expression Changes Induced by Meditation and Related Practices. Front Immunol. 2017;8:670.

8   Barres R, et al. Acute exercise remodels promoter methylation in human skeletal muscle. Cell Metab. 2012;15:405-411.

9   Ronn T, et al. A six months exercise intervention influences the genome-wide DNA methylation pattern in human adipose tissue. PLoS Genet. 2013;9:e1003572.

10 Edwards MK, Loprinzi PD. Sedentary behavior, physical activity and

cardiorespiratory fitness on leukocyte telomere length. Health Pro mot Perspect. 2016;7:22-27.

11 Loprinzi PD, Loenneke JP, Blackburn EH. Movement-Based Behavi ors and Leukocyte Telomere Length among US Adults. Med Sci Spo rts Exerc. 2015;47:2347-2352.

12 Tucker LA. Physical activity and telomere length in U.S. men and women: An NHANES investigation. Prev Med. 2017;100:145-151.

13 Clarke SF, et al. Exercise and associated dietary extremes impact on gut microbial diversity. Gut. 2014;63:1913-1920.

14 Yang Y, et al. The Association between Cardiorespiratory Fitness and Gut Microbiota Composition in Premenopausal Women. Nutrients. 2017;9:792.

15 Durk RP, et al. Gut Microbiota Composition Is Related to Cardiores piratory Fitness in Healthy Young Adults. Int J Sport Nutr Exerc Metab. 2019;29:249-253.

16 Bermon S, et al. The microbiota: an exercise immunology perspect ive. Exerc Immunol Rev. 2015;21:70-79.

17 Kuk JL, et al. Age-related changes in total and regional fat distribut ion. Ageing Res Rev. 2009;8:339-348.

18 Kang DO, et al. Prognostic Impact of Low Skeletal Muscle Mass on Major Adverse Cardiovascular Events in Coronary Artery Disease: A Propensity Score-Matched Analysis of a Single Center All-Comer Cohort. J Clin Med. 2019;8:712.

19 Ko BJ, et al. Relationship Between Low Relative Muscle Mass and Coronary Artery Calcification in Healthy Adults. Arterioscler Thr omb Vasc Biol. 2016;36:1016-1021.

20 Saeidifard F, et al. The association of resistance training with mortal ity: A systematic review and meta-analysis. Eur J Prev Cardiol. 2019;26:1647-1665.

21 Fletcher GF, et al. Promoting Physical Activity and Exercise: JACC

Health Promotion Series. J Am Coll Cardiol. 2018;72:1622-1639.

22 Chu P, et al. The effectiveness of yoga in modifying risk factors for cardiovascular disease and metabolic syndrome: A systematic review and meta-analysis of randomized controlled trials. Eur J Prev Card iol. 2016;23:291-307.

23 Saint-Maurice PF, et al. Association of Daily Step Count and Step Int ensity With Mortality Among US Adults. JAMA. 2020;323:1151-1160.

24 Yates T, et al. Association of walking pace and handgrip strength with all-cause, cardiovascular, and cancer mortality: a UK Biobank observ ational study. Eur Heart J. 2017;38:3232-3240.

25 Gebel K, et al. Effect of Moderate to Vigorous Physical Activity on All-Cause Mortality in Middle-aged and Older Australians. JAMA Intern Med. 2015;175:970-977.

26 Kyu HH, et al. Physical activity and risk of breast cancer, colon can cer, diabetes, ischemic heart disease, and ischemic stroke events: sys tematic review and dose-response meta-analysis for the Global Bur den of Disease Study 2013. BMJ. 2016;354:i3857.

27 Kodama S, et al. Cardiorespiratory fitness as a quantitative predictor of all-cause mortality and cardiovascular events in healthy men and women: a meta-analysis. JAMA. 2009;301:2024-2035.

28 Mozaffarian D, et al. Executive Summary: Heart Disease and Stroke Statistics--2016 Update: A Report From the American Heart Associa tion. Circulation. 2016;133:447-454.

29 Zubin Maslov P, et al. Personalized exercise dose prescription. Eur Heart J. 2018;39:2346-2355.

30 Lee DC, et al. Leisure-time running reduces all-cause and cardiovasc ular mortality risk. J Am Coll Cardiol. 2014;64:472-481.

31 Armstrong ME, et al. Frequent physical activity may not reduce vasc ular disease risk as much as moderate activity. Circulation

2015;131:721-729.

32 Williams PT, Thompson PD. Increased cardiovascular disease morta
lity associated with excessive exercise in heart attack survivors. Mayo
Clin Proc 2014;89:1187-1194.

33 Lin SY, et al. Risk of acute coronary syndrome in patients with cervi
cal spondylosis. Atherosclerosis. 2018;271:136-141.

10장 좌식 생활을 피해야 한다

1   Nielsen Company. Three Screen Report: Television, Internet and
Mobile Usage in the US . Vol 8 . 1st Quarter, 2010.

2   Lee IM, et al.; Lancet Physical Activity Series Working Group. Effect
of physical inactivity on major non-communicable diseases worldw
ide: an analysis of burden of disease and life expectancy. Lancet.
2012;380:219-229.

3   Veerman JL, et al. Television viewing time and reduced life expecta
ncy: a life table analysis. Br J Sports Med. 2012;46:927-930.

4   Franco OH, et al. Effects of physical activity on life expectancy with
cardiovascular disease. Arch Intern Med. 2005;165:2355-2360.

5   WHO. Global health risks: mortality and burden of disease attributa
ble to selected major risks. Geneva: World Health Organization,
2009.

6   Alibegovic AC, et al. Insulin resistance induced by physical inactivity
is associated with multiple transcriptional changes in skeletal muscle
in young men. Am J Physiol Endocrinol Metab. 2010;299:E752-763.

7   Loprinzi PD. Leisure-Time Screen-Based Sedentary Behavior and
Leukocyte Telomere Length: Implications for a New Leisure-Time
Screen-Based Sedentary Behavior Mechanism. Mayo Clin Proc.
2015;90:786-790.

8   Pedersen BK, et al. Muscles, exercise and obesity: skeletal muscle as a secretory organ. Nat Rev Endocrinol. 2012;8:457-465.

9   Wiseman AJ, et al. Associations of change in television viewing time with biomarkers of postmenopausal breast cancer risk: the Austral ian Diabetes, Obesity and Lifestyle Study. Cancer Causes Control. 2014;25:1309-1319.

10 Kerr J, et al. Physical activity, sedentary behaviour, diet, and cancer: an update and emerging new evidence. Lancet Oncol. 2017;18:e45 7-e471.

11 Shirakawa T, et al. Watching Television and Risk of Mortality From Pulmonary Embolism Among Japanese Men and Women: The JACC Study (Japan Collaborative Cohort). Circulation. 2016;134:355-357.

12 Keadle SK, et al. Causes of Death Associated With Prolonged TV Vie wing: NIH-AARP Diet and Health Study. Am J Prev Med. 2015;49:811-821.

13 Celis-Morales CA, et al. Association between active commuting and incident cardiovascular disease, cancer, and mortality: prospective cohort study. BMJ. 2017;357:j1456.

14 Ekelund U, et al. Does physical activity attenuate, or even eliminate, the detrimental association of sitting time with mortality? A harmon ised meta-analysis of data from more than 1 million men and women. Lancet. 2016;388:1302-1310.

15 Guthold R, et al. Worldwide trends in insufficient physical activity from 2001 to 2016: a pooled analysis of 358 population-based surv eys with 1·9 million participants. Lancet Glob Health. 2018;6:e107 7-e1086.

16 Matthews CE, et al. Amount of time spent in sedentary behaviors in the United States, 2003-2004. Am J Epidemiol. 2008;167:875-881.

1   Ahmad A, et al. Role of Nitric Oxide in the Cardiovascular and Renal Systems. Int J Mol Sci. 2018;19:2605.

2   Frishman WH, Grewall P. Serotonin and the heart. Ann Med. 2000;32:195-209.

3   Hoffmann H, et al. Evaluation of an oral pulsatile delivery system for melatonin in humans. Pharmazie. 1998; 53:462-466.

4   Reiter RJ. Pineal melatonin: cell biology of its synthesis and its physi ological interactions. Endocr Rev. 1991; 12:151-180.

5   Bandera Merchan B, et al. The role of vitamin D and VDR in carcin ogenesis: Through epidemiology and basic sciences. J Steroid Bioc hem Mol Biol. 2017;167:203-218.

6   Xue J, et al. Maternal vitamin D depletion alters DNA methylation at imprinted loci in multiple generations. Clin Epigenetics. 2016;8:107.

7   Clark A, Mach N. Role of Vitamin D in the Hygiene Hypothesis: The Interplay between Vitamin D, Vitamin D Receptors, Gut Microbi ota, and Immune Response. Front Immunol. 2016;7:627.

8   Lindqvist PG, et al. Avoidance of sun exposure is a risk factor for all-cause mortality: results from the Melanoma in Southern Sweden cohort. J Intern Med. 2014;276:77-86.

9   Nichols M, et al. European Cardiovascular Disease Statistics 2012. European Heart Network: Brussels.

10 Rostand SG. Ultraviolet light may contribute to geographic and rac ial blood pressure differences. Hypertension. 1997;30:150-156.

11 Nayha S. Cold and the risk of cardiovascular diseases. A review. Int J Circumpolar Health 2002;61:373-380.

12 Lindqvist PG, et al. Does an active sun exposure habit lower the risk of venous thrombotic events? A D-lightful hypothesis. J Thromb

Haemost. 2009;7:605-610.

13 Krause R, et al. Ultraviolet B and blood pressure. Lancet. 1998;352:709-710.

14 Fell GL, et al. Skin β-endorphin mediates addiction to UV light. Cell. 2014;157:1527-1534.

15 Chowdhury R, et al. Vitamin D and risk of cause specific death: syste matic review and meta-analysis of observational cohort and randomi sed intervention studies. BMJ. 2014;348:g1903.

16 Vimaleswaran KS, et al; LifeLines Cohort Study investigators. Associ ation of vitamin D status with arterial blood pressure and hypertens ion risk: a mendelian randomisation study. Lancet Diabetes Endocri nol. 2014;2:719-729.

17 Wimalawansa SJ, et al. Vitamin D and cardiovascular diseases: Causa lity. J Steroid Biochem Mol Biol. 2018;175:29-43.

18 Giovannucci E, et al. 25-hydroxyvitamin D and risk of myocardial inf arction in men: a prospective study. Arch Intern Med. 2008;168:1174-1180.

19 Ross AC, et al. The 2011 report on dietary reference intakes for calc ium and vitamin D from the Institute of Medicine: what clinicians need to know. J Clin Endocrinol Metab. 2011;96:53-58.

20 Hypponen E. Vitamin D and increasing incidence of type 1 diabetes-evidence for an association? Diabetes Obes Metab. 2010;12:737-743.

21 Pittas AG, et al. Systematic review: Vitamin D and cardiometabolic outcomes. Ann Intern Med. 2010;152:307-314.

22 Patwardhan VG, et al. Randomized Control Trial Assessing Impact of Increased Sunlight Exposure versus Vitamin D Supplementation on Lipid Profile in Indian Vitamin D Deficient Men. Indian J Endocri nol Metab. 2017;21:393-398.

23 Liu D, et al. UVA irradiation of human skin vasodilates arterial vascu

lature and lowers blood pressure independently of nitric oxide synth ase. J Invest Dermatol. 2014;134:1839-1846.

24 Zhou Z, et al. The Association Between Vitamin D Status, Vitamin D Supplementation, Sunlight Exposure, and Parkinson's Disease: A Systematic Review and Meta-Analysis. Med Sci Monit. 2019;25:666-674.

25 Sheerah HA, et al.; Japan Collaborative Cohort Study Group. Relatio nship Between Dietary Vitamin D and Deaths From Stroke and Cor onary Heart Disease: The Japan Collaborative Cohort Study. Stroke. 2018;49:454-457.

26 Kojima G, et al. Low dietary vitamin D predicts 34-year incident str oke: the Honolulu Heart Program. Stroke. 2012;43:2163-2167.

12장 심혈관 건강 최선의 방어는 수면이다

1   Liu Y, et al. Prevalence of Healthy Sleep Duration among Adults-- United States, 2014. MMWR Morb Mortal Wkly Rep. 2016;65:137-141.

2   Gaston KJ, et al. The ecological impacts of nighttime light pollution: a mechanistic appraisal. Biol Rev Camb Philos Soc. 2013;88:912-927.

3   Falchi F, et al. The new world atlas of artificial night sky brightness. Sci Adv. 2016;2:e1600377.

4   National Sleep Foundation. 2014 Sleep in America Poll. National Sleep Foundation: Arlington, VA, 2014.

5   Brainard GC, et al. Dose-response relationship between light irradia nce and the suppression of plasma melatonin in human volunteers. Brain Res. 1988;454:212-218.

6   Ohayon MM, Milesi C. Artificial Outdoor Nighttime Lights Associ

ate with Altered Sleep Behavior in the American General Populat
ion. Sleep. 2016;39:1311-1320.

7   Skuladottir GV, et al. One-night sleep deprivation induces changes
in the DNA methylation and serum activity indices of stearoyl-CoA
desaturase in young healthy men. Lipids Health Dis. 2016;15:137.

8   Irwin MR, et al. Sleep Disturbance, Sleep Duration, and Inflammat
ion: A Systematic Review and Meta-Analysis of Cohort Studies and
Experimental Sleep Deprivation. Biol Psychiatry. 2016;80:40-52.

9   Hurtado-Alvarado G, et al. Sleep loss as a factor to induce cellular
and molecular inflammatory variations. Clin Dev Immunol.
2013;2013:801341.

10 Krueger JM, Opp MR. sleep and microbes. Int Rev Neurobiol.
2016;131:207-225.

11 Shan Z, et al. Sleep duration and risk of type 2 diabetes: a meta-
analysis of prospective studies. Diabetes Care. 2015;38:529-537.

12 Ayas NT, et al. A prospective study of sleep duration and coronary
heart disease in women. Arch Intern Med. 27;163:205-209.

13 Leng Y, et al. Sleep duration and risk of fatal and nonfatal stroke: a
prospective study and meta-analysis. Neurology.
2015;84:1072-1079.

14 Partinen M, et al. Genetic and environmental determination of
human sleep. Sleep. 1983;6:179-185.

15 Wong CC, et al. Epigenome-Wide DNA Methylation Analysis of
Monozygotic Twins Discordant for Diurnal Preference. Twin Res
Hum Genet. 2015;18:662-669.

16 Williams JA, et al. Norms and trends of sleep time among US child
ren and adolescents. JAMA Pediatr. 2013;167:55-60.

17 Spruyt K, et al. Sleep duration, sleep regularity, body weight, and met
abolic homeostasis in school-aged children. Pediatrics.
2011;127:e345-352.

18 van Leeuwen WM, et al. Sleep restriction increases the risk of develo ping cardiovascular diseases by augmenting proinflammatory respon ses through IL-17 and CRP. PLoS One. 2009;4:e4589.

19 Cortese S, et al. Assessment and management of sleep problems in youths with attention-deficit/hyperactivity disorder. J Am Acad Child Adolesc Psychiatry. 2013;52:784-796.

13장 일주기 리듬과 규칙적인 생활이 심혈관을 지켜준다

1 Jordan SD, Lamia KA. AMPK at the crossroads of circadian clocks and metabolism. Mol Cell Endocrinol. 2013;366:163-169.

2 Ando H, et al. Clock gene expression in the liver and adipose tissues of non-obese type 2 diabetic Goto-Kakizaki rats. Clin Exp Hypert ens 2009;31:201-207.

3 Kovac J, et al. A time to fast, a time to feast: the crosstalk between metabolism and the circadian clock. Mol Cells. 2009;28:75-80.

4 Takahashi JS, et al. The genetics of mammalian circadian order and disorder: implications for physiology and disease. Nat Rev Genet. 2008;9:764-775.

5 Panda S, et al. Coordinated transcription of key pathways in the mouse by the circadian clock. Cell. 2002;109:307-320.

6 Papazyan R, et al. Genetic and epigenomic mechanisms of mammal ian circadian transcription. Nat Struct Mol Biol. 2016;23:1045-1052.

7 Pagel R, et al. Circadian rhythm disruption impairs tissue homeosta sis and exacerbates chronic inflammation in the intestine. FASEB J. 2017;31:4707-4719.

8 Kaczmarek JL, et al. Complex interactions of circadian rhythms, eat ing behaviors, and the gastrointestinal microbiota and their potential

impact on health. Nutr Rev. 2017;75:673-682.

9   Voigt RM, et al. Circadian disorganization alters intestinal microbi ota. PLoS One. 2014;9:e97500.

10 Paulose JK, et al. Human Gut Bacteria Are Sensitive to Melatonin and Express Endogenous Circadian Rhythmicity. PLoS One. 2016;11:e0146643.

11 Durgan DJ, et al. The circadian clock within the cardiomyocyte is ess ential for responsiveness of the heart to fatty acids. J Biol Chem. 2006;281:24254-24269.

12 Martino TA, et al. Disturbed diurnal rhythm alters gene expression and exacerbates cardiovascular disease with rescue by resynchroniza tion. Hypertension. 2007;49:1104-1113.

13 Zhang L, et al. KLF15 Establishes the Landscape of Diurnal Express ion in the Heart. Cell Rep. 2015;13:2368-2375.

14 Palatini P, Julius S. The physiological determinants and risk correlati ons of elevated heart rate. Am J Hypertens 1999;12:3S-8S.

15 Scheer FA, et al. Adverse metabolic and cardiovascular consequences of circadian misalignment. Proc Natl Acad Sci U S A. 2009;106:4453-4458.

16 Spiga F, et al. HPA axis-rhythms. Compr Physiol. 2014;4:1273-1298.

17 Reddy AB, et al. Glucocorticoid signaling synchronizes the liver circa dian transcriptome. Hepatology. 2007;45:1478-1488.

18 Peschke E, et al. Parallel signaling pathways of melatonin in the panc reatic beta-cell. J Pineal Res. 2006;40:184-191.

19 Tuomi T, et al. Increased Melatonin Signaling Is a Risk Factor for Type 2 Diabetes. Cell Metab. 2016;23:1067-1077

20 Schwartz WJ, Gainer H. Suprachiasmatic nucleus: use of 14C- labe led deoxyglucose uptake as a functional Marker. Science. 1977;197:1089-1091.

21 Greco CM, Sassone-Corsi P. Circadian blueprint of metabolic pathways in the brain. Nat Rev Neurosci. 2019;20:71-82.

22 Dijk DJ, et al. Amplitude reduction and phase shifts of melatonin, cortisol and other circadian rhythms after a gradual advance of sleep and light exposure in humans. PLoS One. 2012;7:e30037.

23 Bedrosian TA, et al. Light at night alters daily patterns of cortisol and clock proteins in female Siberian hamsters. J Neuroendocrinol. 2013;25:590-596.

24 Paoli A, et al. The Influence of Meal Frequency and Timing on Health in Humans: The Role of Fasting. Nutrients. 2019;11:719.

25 Vetter C, et al. Mismatch of Sleep and Work Timing and Risk of Type 2 Diabetes. Diabetes Care. 2015;38:1707-1713.

26 Fan M, et al. Sleep patterns, genetic susceptibility, and incident cardiovascular disease: a prospective study of 385 292 UK biobank participants. Eur Heart J. 2020;41:1182-1189.

27 Uemura M, et al. Breakfast Skipping is Positively Associated With Incidence of Type 2 Diabetes Mellitus: Evidence From the Aichi Workers' Cohort Study. J Epidemiol. 2015;25:351-358.

28 Cahill LE, et al. Prospective study of breakfast eating and incident coronary heart disease in a cohort of male US health professionals. Circulation. 2013;128:337-343.

29 Kubota Y, et al.; JPHC Study Group. Association of Breakfast Intake With Incident Stroke and Coronary Heart Disease: The Japan Public Health Center-Based Study. Stroke. 2016;47:477-481.

30 Haines PS, et al. Trends in breakfast comsumption of US adults between 1965 and 1991. J Am Diet Assoc 1996;96:464-470.

31 Lazzeri G, et al. Trends from 2002 to 2010 in Daily Breakfast Consumption and its Socio-Demographic Correlates in Adolescents across 31 Countries Participating in the HBSC Study. PLoS One. 2016;11:e0151052.

32 Dyar KA, et al. Atlas of Circadian Metabolism Reveals System-wide Coordination and Communication between Clocks. Cell. 2018;174:1571-1585.

33 Mendoza J, et al. High-fat feeding alters the clock synchronization to light. J Physiol. 2008;586:5901-5910.

34 Sato S, et al. Circadian Reprogramming in the Liver Identifies Metabolic Pathways of Aging. Cell. 2017;170:664-677.

35 Knutsson A, et al. Increased risk of ischaemic heart disease in shift workers. Lancet. 1986;2:89-92.

36 Vyas MV, et al. Shift work and vascular events: systematic review and meta-analysis. BMJ. 2012;345:e4800.

37 McNeely E, et al. The self- reported health of U. S. flight attendants compared to the general population. Environ Health. 2014;13:13.

38 Lieberman HR, et al. Tryptophan Intake in the US Adult Population Is Not Related to Liver or Kidney Function but Is Associated with Depression and Sleep Outcomes. J Nutr. 2016;146:2609S-2615S.

부록 심혈관 전쟁의 준비가 얼마나 양호한지 알려주는 진단 도구

1 Carr SS, et al. Non-HDL-cholesterol and apolipoprotein B compared with LDL-cholesterol in atherosclerotic cardiovascular disease risk assessment. Pathology. 2019;51:148-154.

2 Hamczyk MR, et al. Biological Versus Chronological Aging: JACC Focus Seminar. J Am Coll Cardiol. 2020;75:919-930. ; Mortensen MB, et al. Negative Risk Markers for Cardiovascular Events in the Elderly. J Am Coll Cardiol. 2019;74:1-11.

3 Forman DE, et al. Cardiovascular Biomarkers and Imaging in Older Adults: JACC Council Perspectives. J Am Coll Cardiol. 2020;76:1577-1594.

4   Kunutsor SK, et al. Liver enzymes and risk of cardiovascular disease in the general population: a meta-analysis of prospective cohort studies. Atherosclerosis. 2014;236:7-17. ; Hinds Jr TD, et al. Bilirubin, a cardio-metabolic signaling molecule. Hypertension. 2018;72:788-795.

5   Cortese F, et al. Uric acid: from a biological advantage to a potential danger. A focus on cardiovascular effects. Vascul Pharmacol. 2019;120:106565.

6   Danesh J, et al. Plasma fibrinogen level and the risk of major cardiovascular diseases and nonvascular mortality: an individual participant meta-analysis. JAMA 2005;294:1799-1809.

7   Abdelrahman KM, et al. Coronary Computed Tomography Angiography From Clinical Uses to Emerging Technologies: JACC State-of-the-Art Review. J Am Coll Cardiol. 2020;76:1226-1243.

심혈관 전쟁

심장과 혈관이 건강해야 두 배 오래 산다

1판 1쇄 펴낸 날 2023년 4월 5일

지은이 김홍배
본문 일러스트 남지우
주간 안채원
편집 윤대호, 채선희, 윤성하, 장서진
디자인 김수인, 김현주, 이예은
마케팅 함정윤, 김희진

펴낸이 박윤태
펴낸곳 보누스
등록 2001년 8월 17일 제313-2002-179호
주소 서울시 마포구 동교로12안길 31 보누스 4층
전화 02-333-3114
팩스 02-3143-3254
이메일 bonus@bonusbook.co.kr

ISBN 978-89-6494-599-5 03510

• 책값은 뒤표지에 있습니다.